RELATION

DE

L'ÉPIDÉMIE CHOLÉRIQUE

QUI A RÉGNÉ DANS L'ARRONDISSEMENT DE BORDEAUX

Pendant l'année 1854.

PAR

Henri GINTRAC,

Médecin des épidémies,
Professeur adjoint de clinique interne à l'École de Médecine,
Médecin adjoint de l'hôpital Saint-André,
Membre du Conseil d'hygiène publique et de salubrité de la Gironde,
Membre résidant de la Société de Médecine,
Lauréat de l'Académie Impériale de Médecine,
Lauréat et Correspondant de la Société des Sciences médicales
et naturelles de Bruxelles.

BORDEAUX,
IMPRIMERIE RAGOT, RUE DE LA BOURSE, 11.

1855.

Ce travail a dû être inséré dans les actes du *Conseil d'hygiène de la Gironde* ; c'est ce qui explique sa publication tardive.

RELATION

DE

L'ÉPIDÉMIE CHOLÉRIQUE

QUI A RÉGNÉ DANS L'ARRONDISSEMENT DE BORDEAUX

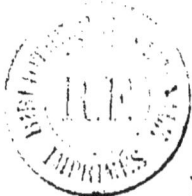

Pendant l'année 1854,

PAR

Henri GINTRAC,

Médecin des épidémies,
Professeur adjoint de clinique interne à l'École de Médecine,
Médecin adjoint de l'hôpital Saint-André,
Membre du Conseil d'hygiène publique et de salubrité de la Gironde,
Membre résidant de la Société de Médecine,
Lauréat de l'Académie Impériale de Médecine,
Lauréat et Correspondant de la Société des Sciences médicales
et naturelles de Bruxelles.

BORDEAUX,

IMPRIMERIE RAGOT, RUE DE LA BOURSE, 11.

1855.

RELATION

DE L'ÉPIDÉMIE CHOLÉRIQUE QUI A RÉGNÉ DANS L'ARRONDISSEMENT
DE BORDEAUX,

PENDANT L'ANNÉE 1854,

PAR

HENRI GINTRAC,

Médecin des épidémies.

———◁◇▷———

Au nombre des maladies épidémiques dont la France a été frappée dans le courant de l'année 1854, le choléra mérite, par son importance, une mention particulière. S'il nous fut un instant permis d'espérer que, semblable à ces grandes épidémies qui, par leur rareté, se perdent dans la mémoire des hommes, ce fléau s'éloignerait de nous pour longtemps, aujourd'hui toute illusion devient impossible. A peine avions-nous fini de suivre les traces de sa dernière apparition, qu'il reprend le même itinéraire, et que, pour la troisième fois dans l'espace de vingt-deux ans, il éclate parmi nous. Comme en 1832 et 1849, notre département lui a payé cette année son pénible tribut.

Médecin des épidémies, je dois faire l'histoire de cette nouvelle pérégrination; toutefois, je m'efforcerai de rester, autant que possible, étranger à toute controverse médicale.

Ce rapport ne peut former un document de quelque intérêt, que s'il est un reflet exact, un compte-rendu fidèle des faits observés parmi nous.

Dans l'exposition de ce travail, j'adopterai l'ordre suivant :

1º Je présenterai un historique rapide comprenant : l'état sanitaire de la ville de Bordeaux avant l'apparition du choléra ; puis le mode d'invasion, la marche, les oscillations, les mouvements de recrudescence et de retrait de l'épidémie dans la ville, dans les hôpitaux et dans quelques communes ; enfin, le tableau général, le résumé officiel de la mortalité dans l'arrondissement de Bordeaux ;

2º Je tracerai les caractères saillants de la maladie, et je réchercherai les différences qui ont existé entre l'épidémie de 1854 et celle de 1849 ;

3º Je signalerai les causes qui m'ont paru provoquer et favoriser le développement du choléra ;

4º J'indiquerai les mesures prises par l'Administration pour prévenir l'épidémie ou en arrêter les progrès, et les principaux modes de traitement mis en usage.

HISTORIQUE.

Dans la constitution médicale habituelle du printemps, l'élément périodique est appelé à jouer le rôle le plus considérable. L'année 1854 n'a pas fait exception à cette règle générale. Les fièvres d'accès ont en effet été très-fréquentes ; elles ont même offert de la ténacité, une certaine disposition aux récidives, et il a fallu des doses élevées de sulfate de quinine pour les faire disparaître complètement. Les autres affections ont subi cette influence pathogénique ; et dans leurs symptômes, dans leur marche, il a été possible de reconnaître l'exis-

tence du génie intermittent. A cette époque, les embarras gastriques ont encore été fréquemment observés.

Dans le mois de Mai, les maladies changent de caractère :
elles deviennent plus franchement inflammatoires, et la partie
supérieure du tube digestif est spécialement affectée. Les sto-
matites, les angines sont nombreuses; l'estomac lui-même
paraît s'irriter, et l'état maladif de cet organe se traduit par
des vomissements. Les émissions sanguines trouvent, dans
ces circonstances, une heureuse application.

En Juin, c'est l'intestin qui devient le point de départ des
accidents morbides. Les colites, les dysenteries s'offrent au
praticien; ce ne sont encore que des phlegmasies simples,
dégagées de toute complication; aussi les antiphlogistiques
obtiennent-ils encore un prompt et facile succès. Vers la fin
du même mois, les affections intestinales revêtent une allure
particulière, elles prennent une nuance typhoïde et s'accom-
pagnent de prostration, de stupeur et d'un léger délire. Il se
manifeste, chez quelques individus, des phénomènes d'une
autre nature, c'est-à-dire, une petitesse extrême du pouls,
un froid de tout le corps, des vomissements et des selles considérables, des crampes dans les membres inférieurs. Ces
symptômes rappellent, de loin et sous des proportions rédui-
tes, le choléra; mais l'isolement de ces faits, leur rareté, leur
terminaison heureuse, permettent de conserver quelque incertitude sur leur caractère véritable. Les émissions sanguines ne
sont employées qu'avec une certaine réserve; les opiacés, les
astringents, les toniques, les révulsifs occupent la place la
plus importante parmi les agents de la thérapeutique.

La constitution médicale présente quelque changement dans
le mois de Juillet. Les maladies ont bien toujours pour point
de départ les organes digestifs, mais elles affectent d'une
manière plus évidente la forme typhoïde. Chez les enfants

surtout elles sont nombreuses, acquièrent rapidement une haute gravité et se terminent souvent par la mort. Vers la même époque s'observent beaucoup d'affections cutanées, des varioles, des scarlatines, des rougeoles, etc. Cette coïncidence m'a paru digne d'être mentionnée. On retrouve encore, plus nombreux et peut-être plus accentués que ceux du mois dernier, des accident cholériformes; l'art peut en triompher et cette circonstance concourt à rassurer les esprits; mais bientôt le doute ne sera plus permis.

M. D...., âgé de 54 ans, se trouvait à Paris précisément lorsque le choléra sévissait avec une grande intensité. Le 21 Juillet, il revint à Bordeaux. L'influence délétère du milieu qu'il venait de quitter, la fatigue du voyage, avaient sans doute réveillé et aggravé une irritation intestinale dont il était atteint depuis plusieurs années. Dans le but de se débarrasser de ce dérangement, le 23 Juillet, il prend de l'eau de Sedlitz sans l'avis d'un médecin. Ce purgatif détermine quelques vomissements et des évacuations alvines copieuses. Un soulagement a lieu, il n'est que momentané; il survient vers cinq heures de l'après-midi une faiblesse très-grande, une disposition aux syncopes, un froid général, des crampes extrêmement douloureuses dans les membres; les selles et les vomissements sont considérables et blanchâtres; il y a une altération très-grande des traits du visage, une teinte cyanosée générale, la voix est cassée, comme soufflée, le pouls imperceptible, une sueur froide et visqueuse couvre tout le corps. Les urines sont supprimées.

Appelé avec deux confrères pour donner des soins à M. D...., nous employons successivement des frictions sèches et médicamenteuses, des sinapismes, des opiacés, des toniques, des stimulants diffusibles, etc., mais tout est inutile; la mort arrive après douze heures des souffrances les plus vives, au

milieu de la période algide. Évidemment, nous avions sous
les yeux un exemple de choléra asiatique ou épidémique; il
était impossible de le contester. — M. D... arrivait de Paris, il
y avait puisé le germe de sa maladie, il avait surexcité ses
entrailles par l'emploi inopportun d'un purgatif. N'étaient-ce
pas là des causes suffisamment provocatrices de l'affection à
laquelle il succombait ?

Au mois d'Août s'ouvre réellement l'épidémie cholérique
que nous sommes destinés à traverser.

Le 1er Août, une fille de 7 ans, de la classe indigente,
domiciliée dans le quartier des Chartrons (faubourg nord
de la ville), meurt du choléra en douze heures. Depuis plusieurs jours, elle avait eu une diarrhée pour laquelle elle
n'avait reçu aucuns soins.

Le lendemain, un jeune homme de 27 ans, terrassier, du
même arrondissement, mais n'ayant eu aucun rapport avec la
malade précédente, atteint d'une phlegmasie chronique des
voies digestives, expire en seize heures de la même maladie.

Ces deux exemples passent ignorés, mais de nouveaux faits,
observés sur un théâtre plus vaste et plus apparent, vont frapper l'attention des médecins.

Le 11 Août, est portée à l'hôpital Saint-André, une femme
de 34 ans, demeurant dans la paroisse Saint-Nicolas (quartier sud); accouchée depuis quinze jours, elle n'avait eu
aucun symptôme de péritonite, lorsque le 10, elle est prise
subitement et sans cause appréciable de diarrhée très-forte,
de vomissements, de crampes. Malgré la médication la plus
énergique, les accidents marchent avec rapidité, le pouls
devient imperceptible, la peau froide et cyanosée, les yeux
s'excavent, les urines se suppriment et la mort survient au
bout de quarante-huit heures.

Le 14, une femme de 80 ans, habitant le centre de la ville, vivant dans des conditions malheureuses, meurt du choléra dans l'espace de vingt-quatre heures.

En même temps, deux malades qui se trouvaient depuis plusieurs mois à l'hôpital, l'un dans un service de chirurgie, l'autre dans une salle de médecine, sont pris du choléra. Le premier guérit après avoir offert une série d'accidents formidables, l'autre meurt en quelques heures.

Dès ce moment (21 Août), le choléra apparaît dans plusieurs quartiers de la ville, mais ce sont encore des cas rares et isolés, puisque dans le mois d'Août le chiffre de la mortalité cholérique, pour la ville de Bordeaux, n'est que de **21**.

En Septembre, le choléra suit dans son développement une progression marquée; il fait chaque jour des victimes, mais il n'a rien de régulier dans son mode de propagation. Il frappe au même moment dans les points les plus éloignés, passe brusquement du nord au sud; toutefois il s'appesantit plus spécialement dans les faubourgs et atteint de préférence les malheureux. Le mois de Septembre compte **143** décès cholériques pour la ville seulement.

Cette augmentation du chiffre des décès indique évidemment une influence épidémique naissante, une constitution cholérique; mais il nous est encore permis d'espérer que, si une épidémie nous menace, elle sera moins meurtrière que les précédentes, car nous ne trouvons pas les caractères si tranchés que l'on observait au commencement de celles de 1849 et 1852. Les déjections alvines, les vomissements, l'absence des urines, l'extinction de la voix sont bien suffisamment caractéristiques; mais, dans un grand nombre de cas, la circulation n'est pas complètement enrayée, la peau n'est pas froide ou n'est que faiblement cyanosée, la langue conserve sa température normale; enfin, quelques symptômes manquent ou sont affaiblis, je veux parler des crampes, souvent le plus douloureux, le plus pénible de tous. La tendance à la réaction est quelquefois facilement obtenue.

Dès le commencement d'Octobre, le chiffre de la mortalité augmente; du 1er au 7 il est de **34**; dans la journée du 8, une chaleur très-vive et accablante se fait sentir; le soir, éclate un orage violent qui s'accompagne d'une pluie de courte durée. Au même instant, l'épidémie, comme si elle s'était trop longtemps contenue, éclate avec une intensité extrême, frappe avec une véritable fureur dans tous les quartiers, mais surtout dans ceux de Saint-Michel et Sainte-Croix. Pendant les neuf jours qui suivent cette explosion, le nombre de décès est successivement de **18**, **48**, **66**, **51**, **42**, **38**, **16**, **19**, **27**, pour la ville, puis il diminue. Le 17, après une journée orageuse qui rappelle celle du 8, la mortalité cholérique remonte à **27**; elle baisse les jours suivants. En somme, elle est pour le mois d'Octobre de **505**. Pendant cette période, être frappé du choléra, c'était être mort quelques heures après; aucun trait ne manquait au tableau pour caractériser la maladie : selles très-fréquentes et blanchâtres, vomissements abondants riziformes, absence presque complète du pouls, froid glacial, teinte livide du corps, face cadavéreuse, yeux caves et cernés, langue froide, suppression des urines et de toutes les sécrétions, crampes violentes dans les membres, anxiété, oppression épigastrique, anéantissement instantané des forces, mort en cinq ou six heures. L'un des phénomènes qui m'a le plus vivement frappé, c'est cet amaigrissement subit et effrayant, cette fonte rapide des tissus qui, en quelques heures, réduisait les sujets les plus robustes et les mieux pourvus d'embonpoint à un état squelettique. Il en résultait cet aspect général, cette habitude extérieure qui a été si heureusement esquissée d'un trait par M. Magendie, en 1832, lorsqu'il disait : « Les malades sont cadavérisés. »

Dans les premiers jours de Novembre, l'épidémie diminue ; le 20 du même mois, elle cesse entièrement. Dans cette dernière période elle fait 46 victimes.

Je viens de montrer le choléra dans la ville de Bordeaux, chez les malades traités à domicile ; il est nécessaire de le suivre dans les hôpitaux et hospices. — Des huit hôpitaux de notre ville, cinq ont recueilli des cholériques ou ont été visités par le fléau épidémique. Ce sont, au premier rang, l'Hôpital Saint-André ; puis l'Asile des Aliénées, l'Hôpital Militaire, l'Hôpital des Enfants et celui des Vieillards. Les Hospices Saint-Jean, de la Maternité et des Incurables ont offert une immunité complète.

Du 1er Août 1854 au 6 Novembre de la même année, il est entré à l'hôpital Saint-André, atteints du choléra, **367** individus (266 hommes, 101 femmes) ; sur ce nombre, **168** (125 hommes, 43 femmes) ont guéri ; **199** (141 hommes, 58 femmes) sont morts.

L'ordre des admissions et des décès s'est effectué de la manière suivante :

Août	12 admissions.	4 décès.
Septembre	87 —	42 —
Octobre	256 —	145 —
Novembre.......	12 —	8 —

Le chiffre de la mortalité paraît, au premier abord, assez élevé ; mais il ne pouvait en être autrement, si l'on considère l'état dans lequel se trouvaient ces malheureux lors de leur entrée. Sur les 367 cholériques admis à l'hôpital Saint-André, 131 y ont été transportés mourants ; ils ont expiré au moment de leur arrivée, ou au plus tard, dans les quatre heures qui ont suivi. Ils étaient dans la période asphyxique, et, dès-lors, quelle tentative faire avec espérance de succès ? L'art était nécessairement impuissant ; 236 seulement ont pu recevoir des soins, et je me hâte encore d'ajouter que si chez les malades de cette dernière catégorie, les accidents n'étaient pas parvenus au même degré d'intensité, du moins ils duraient depuis un certain temps, et ils n'avaient été combattus que par des remèdes la plupart insignifiants. Or, tout le monde le sait, dans le choléra la guérison ne s'obtient que par l'énergie et la promptitude dans l'administration des remèdes dès le principe. Tels sont les motifs qui expliquent le nombre aussi considérable des décès à l'hôpital Saint-André. — Il n'y a eu que trois cas de choléra développés chez les individus qui étaient à l'hôpital pour d'autres affections ; et à cette époque, les divers services médicaux et chirurgicaux contenaient 650 malades.

A l'Asile des Aliénées, qui avait été si cruellement atteint en 1849, puisque le nombre des morts s'éleva à 73, **14** femmes ont été frappées par le choléra, 10 ont succombé ; elles appartenaient à la section des gâteuses, elles avaient la diarrhée depuis assez longtemps.

Parmi les Soldats de la garnison il y a eu **12** cholériques, sur lesquels 4 sont morts ; ils étaient tous attachés au régiment des lanciers. En 1849 la mortalité à l'hôpital militaire avait été de 9.

L'hôpital des Enfants, qui renferme près de 400 individus des deux sexes, a perdu **4** cholériques. En 1849 il y avait eu 3 morts.

L'hospice des Vieillards a compté **3** décès. Dans les épidé-

mies précédentes il n'en avait pas ressenti l'influence. Il est
à remarquer que les enfants et les vieillards morts dans ces
derniers hospices y étaient à demeure depuis plusieurs années; ils n'avaient eu aucune communication avec les malades
de la ville.

Le choléra ne s'est pas renfermé dans l'enceinte de notre
ville, il s'est propagé dans quelques communes de l'arrondissement. Celles qui ont été plus spécialement atteintes
sont : La Bastide, Caudéran, Bègles, puis Podensac, Barsac,
Biganos, Lestiac et Paillet. Quelques cas isolés se sont mani-
festés dans d'autres contrées, mais ils se sont heureusement
terminés.

La Bastide, qui était, il y a quelques années, un simple
village, est aujourd'hui un faubourg très-important et popu-
leux. On y compte 6,000 habitants. L'établissement de la
gare du Chemin de fer d'Orléans, la création d'un certain
nombre d'industries en ont fait un centre d'activité très-
grande. Le choléra fut constaté, pour la première fois, le 18
Août, chez un terrassier qui n'avait eu aucune espèce de rapport avec les malades de Bordeaux. Quelques autres cas pa-
rurent dans le mois de Septembre, mais ils se multiplièrent
du 1er au 6 Octobre.

Le chiffre total des individus atteints a été de **53**; il y a eu
36 morts : 17 hommes et 19 femmes. Durant cette même période, 23 enfants ont succombé à des affections intestinales
qui rappelaient, par quelques-uns de leurs symptômes,
l'influence cholérique qui les avait fait naître. Lors de l'épidémie de 1849, La Bastide n'avait eu que 3 décès.

Du reste, il faut le dire avec regret, les infractions aux règles de l'hygiène sont nombreuses à La Bastide; c'est ce que

je constatais dans un rapport que j'adressais à M. le Préfet le 4 Octobre 1854. Les abattoirs, les fumiers amoncelés dans un certain nombre de rues, de nombreux fossés où séjournent les eaux, des lavoirs ou plutôt des cloaques d'eau savonneuse, telles étaient les principales causes d'insalubrité que je signalais à l'Autorité supérieure, et pour lesquelles je proposais des mesures qui reçurent une exécution immédiate.

La commune de Caudéran, qui fait partie de la banlieue de Bordeaux, a une population de 3,941 habitants. Elle a fourni son contingent à l'épidémie : **37** individus ont été atteints par le choléra; 19 sont morts (11 hommes et 8 femmes). La maladie a sévi principalement dans le mois d'Octobre (du 1er au 19), et dans la partie qui est confondue avec notre ville. Cette section est habitée par une classe essentiellement malheureuse, elle renferme un grand nombre de maisons garnies où logent les ouvriers; la campagne, à proprement parler, a été épargnée par le fléau.

La commune de Bègles, composée de 2,745 habitants, est située au sud de Bordeaux; elle est traversée par des ruisseaux, et elle renferme une large étendue de marais. Elle est devenue un point de réunion pour les ouvriers du Chemin de fer du Midi, et des nombreux établissements industriels qui s'y trouvent; mais je ferai remarquer que ces ouvriers ne sont pas domiciliés dans cette localité; ils s'y rendent le matin et reviennent chez eux le soir. La plupart habitent dans le dixième arrondissement de la ville; c'est ce qui explique pourquoi, avec une réunion si nombreuse d'individus, cette commune ne compte que **6** décès cholériques. Ils ont eu lieu tous chez des femmes.

Enfin, quelques autres contrées ont ressenti l'influence épidémique; mais elles n'en ont éprouvé qu'une atteinte légère. Je me bornerai à les désigner.

Il y a eu :

4 décès à Podensac, les 29 Septembre, 9, 10 et 20 Octobre;

3 décès à Barsac, les 5, 8 et 12 Octobre;

2 décès à Biganos, les 11 et 17 Octobre;

1 décès à Lestiac, le 4 Septembre;

1 décès à Paillet, le 8 Septembre.

Ainsi, l'épidémie cholérique, qui a régné dans l'arrondissement de Bordeaux, a duré **trois mois vingt-six jours,** du 24 Juillet au 20 Novembre, et le nombre des décès s'est élevé à **sept cent quatre-vingt-huit** (433 hommes et 355 femmes).

Les tableaux suivants indiquent, d'une manière exacte, la répartition de la mortalité, par jour et par mois, dans la ville et dans les différents hôpitaux de la ville.

TABLEAU de la mortalité produite par le choléra dans la ville et les hôpitaux de Bordeaux, pendant les mois de **Juillet** *et* **Août 1854.**

DATES.	En VILLE	Hôpital St.-André	HÔPITAL des Enfants.	HÔPITAL des Vieillards	HÔPITAL des Aliénées	Hôpital militaire.	TOTAL
Juillet. 24	1	»	»	»	»	»	1
Août. 1	1	»	»	»	»	»	1
2	1	»	»	»	»	»	1
13	»	1	»	»	»	»	1
14	1	»	»	»	»	»	1
15	»	1	»	»	»	»	1
17	1	»	»	»	»	»	1
24	1	»	»	»	»	»	1
25	2	»	»	»	»	»	2
26	2	2	»	»	»	»	4
27	1	»	»	»	»	»	1
28	5	»	»	»	»	»	5
29	1	»	»	»	»	»	1
30	1	»	»	»	»	»	1

TABLEAU de la mortalité produite par le choléra dans la ville et les hôpitaux de Bordeaux, pendant le mois de

Septembre 1854.

DATES.	En VILLE	Hôpital St-André.	HÔPITAL des Enfants.	HÔPITAL des Vieillards	HÔPITAL des Aliénées	Hôpital militaire	TOTAL
1	1	1	»	»	»	»	2
2	»	1	»	»	»	»	1
3	1	1	»	»	»	»	2
4	2	1	»	»	»	»	3
5	1	3	»	»	»	»	4
6	3	»	»	»	»	»	3
7	1	2	»	»	»	»	3
8	3	1	»	»	»	»	4
9	3	»	»	»	»	»	3
10	3	1	»	»	»	»	4
11	1	»	»	»	»	»	1
12	3	3	»	1	»	»	7
13	2	1	»	»	»	»	3
14	4	1	»	1	»	»	6
15	3	3	»	»	»	»	6
16	12	1	»	»	»	»	13
17	5	1	»	»	»	»	6
18	4	3	»	»	»	»	7
19	4	2	»	»	»	»	6
20	1	1	»	»	»	»	2
21	4	1	»	»	»	»	5
22	3	»	»	»	»	»	3
23	8	1	»	»	»	»	9
24	»	2	»	»	»	»	2
25	2	2	»	»	»	»	4
26	5	»	»	»	»	»	5
27	4	»	»	»	»	»	4
28	9	3	»	»	»	»	12
29	6	2	»	»	»	»	8
30	1	4	»	»	»	»	5

TABLEAU de la mortalité produite par le Choléra dans la
ville et les hôpitaux de Bordeaux, pendant le mois
d'**Octobre 1854.**

DATES.	En VILLE	Hôpital St-André.	HÔPITAL des Enfants	HÔPITAL des Vieillards	HÔPITAL des Aliénées	Hôpital militaire	TOTAL
1	»	3	»	»	»	»	3
2	7	1	»	»	»	»	8
3	3	»	»	»	»	»	3
4	»	4	»	»	»	»	4
5	3	»	»	»	»	»	3
6	5	4	»	»	»	»	9
7	3	1	»	»	»	»	4
8	5	13	»	»	»	»	18
9	33	15	»	»	»	»	48
10	56	10	»	»	»	»	66
11	38	13	»	»	»	»	51
12	33	9	»	»	»	»	42
13	30	7	1	»	»	»	38
14	15	1	»	»	»	«	16
15	16	1	1	»	»	1	19
16	17	9	»	1	»	»	27
17	11	6	»	»	»	»	17
18	11	3	»	»	»	»	14
19	6	6	»	»	»	1	13
20	6	2	»	»	»	»	8
21	6	4	»	»	»	»	10
22	3	1	1	»	»	»	5
23	3	5	»	»	»	1	9
24	3	1	1	»	1	»	6
25	3	2	»	»	»	»	5
26	2	1	»	»	1	1	5
27	2	4	»	»	»	»	6
28	11	6	»	»	»	»	17
29	3	4	»	»	2	»	9
30	6	6	»	»	3	»	15
31	3	3	»	»	1	»	7

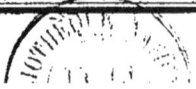

2

TABLEAU de la mortalité produite par le Choléra dans la ville et les hôpitaux de Bordeaux, pendant le mois de **Novembre 1854.**

DATES.	En VILLE	Hôpital St-André	HÔPITAL des Enfants	HÔPITAL des Vieillards	HÔPITAL des Aliénées	Hôpital militaire	TOTAL
1	3	1	»	»	»	»	4
2	5	2	»	»	»	»	7
3	3	2	»	»	»	»	5
4	2	»	»	»	»	»	2
5	3	2	»	»	1	»	6
6	1	»	»	»	1	»	2
7	»	1	»	»	»	»	1
8	3	»	»	»	»	»	3
9	4	»	»	»	»	»	4
10	2	»	»	»	»	»	2
11	1	»	»	»	»	»	1
12	1	»	»	»	»	»	1
13	1	»	»	»	»	»	1
14	1	»	»	»	»	»	1
15	1	»	»	»	»	»	1
16	1	»	»	»	»	»	1
17	1	»	»	»	»	»	1
18	»	»	»	»	»	»	»
19	»	»	»	»	»	»	»
20	3	»	»	»	»	»	3

RÉSUMÉ

DE LA MORTALITÉ PRODUITE PAR LE CHOLÉRA DANS LA VILLE
ET LES HÔPITAUX DE BORDEAUX, PENDANT LES MOIS
DE JUILLET, AOUT, SEPTEMBRE, OCTOBRE ET NOVEMBRE 1854.

MOIS.	En ville.	Hôpital St-André.	Hôpital des ENFANTS.	Hôpital des VIEILLARDS.	Hôpital des ALIÉNÉES.	Hôpital militaire.	TOTAL.
Juillet......	1	»	»	»	»	»	1
Août........	17	4	»	»	»	»	21
Septembre.	99	42	»	2	»	»	143
Octobre	343	145	4	1	8	4	505
Novembre .	36	8	»	»	2	»	46
Totaux....	496	199	4	3	10	4	716

RÉSUMÉ

DE LA MORTALITÉ PRODUITE PAR LE CHOLÉRA

Dans la ville de Bordeaux.

BORDEAUX..	VILLE	496	
	HÔPITAL SAINT-ANDRÉ	199	
	— DES ALIÉNÉES	10	716 décès.
	— MILITAIRE	4	
	— DES ENFANTS	4	
	— DES VIEILLARDS	3	
LA BASTIDE		36	
CAUDÉRAN		19	
BÈGLES		6	
PODENSAC		4	
BARSAC		3	
BIGANOS		2	
LESTIAC		1	
PAILLET		1	

788 décès.

Il était intéressant de comparer le nombre des décès cholériques de l'épidémie de 1854 avec celui des épidémies précédentes. Dans ce rapprochement, j'ai cru nécessaire de tenir compte de deux éléments importants, c'est-à-dire la durée de l'épidémie et le chiffre de la population. mes renseignements ne me permettent d'établir ce parallèle que pour Bordeaux.

TABLEAU COMPARATIF

DE LA MORTALITÉ PRODUITE PAR LE CHOLÉRA

Dans la ville de Bordeaux,

PENDANT LES ÉPIDÉMIES DE 1832, 1849 ET 1854.

ANNÉES.	Chiffre de la POPULATION.	Durée de L'ÉPIDÉMIE.	Décès cholériques.
1832	116,132	3 mois 12 jours.	344
1849	120,203	4 mois 4 jours.	703
1854	123,935	3 mois 26 jours.	716

SYMPTOMATOLOGIE.

Le choléra a offert, en général, dans son développement
une marche régulière, des périodes distinctes. Dès le début,
il décèle sa présence par quelques troubles légers qui passent
inaperçus, ou, du moins, qui n'éveillent aucune inquiétude;
puis il se montre avec sa physionomie spéciale, avec un cor-
tége de symptômes formidables qui semblent dénoter la ces-
sation de la vie à la périphérie du corps. Enfin, lorsque la
mort réelle n'a pas succédé à cette mort apparente, lorsque,
par les secours de l'art et les forces de l'organisme, la chaleur
commence à renaître et la circulation à mieux s'effectuer,
alors se fait la réaction, s'établit la convalescence. Telles sont
les phases successives que nous a le plus souvent présentées
le choléra dans son évolution; tel est aussi l'ordre que je me
propose de suivre dans la description des symptômes.

Période prodromique. — De tous les phénomènes observés
pendant cette première période, le plus remarquable est la
diarrhée. La diarrhée est-elle toujours un accident initial;
constitue-t-elle le premier stade de la manifestation cholérique, ou bien doit-elle être considérée comme une affection iso-
lée, indépendante, sans conséquence sérieuse?

De l'examen attentif des malades, des renseignements re-
cueillis près d'eux avec soin, il résulte que le choléra n'est
pas ordinairement foudroyant; que, le plus souvent, il pré-
vient avant de frapper. J'ai presque toujours vu la scène des
phénomènes constitutifs du choléra s'ouvrir par une diarrhée
indolente, d'apparence bénigne, et celle-ci n'avait pas seulement la valeur d'une prédisposition, elle était un premier degré de la maladie. Sur les 70 cholériques reçus dans le service que j'ai dirigé à l'hôpital Saint-André, 61 ont offert ce
symptôme précurseur.

Les exemples de mort foudroyante par le choléra ont été rares. Quand des faits de cette nature sont arrivés, on a pu se laisser tromper par de fausses apparences. Ainsi, tel homme, qu'on croyait bien portant, était souffrant depuis plusieurs jours ; il avait un dévoiement léger qu'il négligeait, qui affaiblissait ses organes, et quand la maladie est venue le frapper, elle n'a trouvé qu'un corps épuisé, dont les ressorts se sont facilement brisés. On ne peut s'empêcher d'admettre l'existence presque constante d'une série de phénomènes précurseurs du choléra, dont l'ensemble forme en quelque sorte sa phase embryonnaire.

De tous ces phénomènes précurseurs, le plus important est donc la diarrhée ; mais est-elle un prodrome nécessaire, obligé ? Je ne le pense pas ; j'ai quelquefois noté son absence, lorsque l'épidémie était à son plus haut degré d'intensité. Ainsi, dans les journées lugubres des 9, 10 et 11 Octobre, le choléra débutait d'emblée, envahissant à la fois tous les organes, et faisant naître presque instantanément les symptômes les plus graves.

Il est une circonstance qui dénote bien un lien de parenté entre ces deux états morbides, la cholérine et le choléra : c'est qu'en général, à l'approche d'une épidémie cholérique et pendant sa durée, il règne une tendance, une propension générale à la diarrhée. La cholérine annonce l'apparition du choléra et le précède, comme elle annonce et précède le développement du choléra chez les individus pris isolément. Son influence sur les masses suit les mêmes lois de progression que sur chaque individu pris en particulier. Ainsi, la cholérine marque et réalise, dans le pays où le choléra doit éclater, le premier degré de l'épidémie, sa première période, comme elle marque et réalise, chez les individus, la première période du choléra lui-même. Observée dès l'année 1831 par un médecin de Varsovie, signalée peu de temps après par M. J. Guérin, cette coïncidence vient d'être constatée par les praticiens de Londres et de Newcastle, et plus récemment, par ceux de Paris de la manière la plus unanime. Et à Bordeaux, n'avons-nous pas vu les flux intestinaux précéder le choléra, se mêler à lui et continuer même après sa disparition?

Cependant, si le choléra est précédé de diarrhée, il ne faut pas conclure, que toute diarrhée survenue dans le cours d'une épidémie cholérique annonce inévitablement l'invasion de la maladie régnante, Donc, rien de plus indispensable, pour le praticien, que la recherche et la détermination des caractères qui établissent le diagnostic différentiel de la diarrhée prémonitoire et de la colite simple. Cette distinction est, je l'avoue, souvent bien difficile. Combien de fois une diarrhée ordinaire n'a-t-elle pas été l'avant-coureur du choléra? Cependant, on peut dire d'une manière générale, que la diarrhée prémonitoire est formée par un liquide abondant, séreux, lactescent, floconneux, semblable, quant à l'aspect, à une décoction de riz; qu'elle s'accompagne de coliques, de crampes, de refroidissement, d'une prostration des forces, d'une tendance aux lipothymies, d'un trouble général de l'innervation.

Entre l'époque où la diarrhée s'est produite et l'apparition des accidents cholériques graves, il s'est écoulé de deux à dix jours, quelquefois même un intervalle plus considérable. La durée moyenne a été de quatre jours. Dans cette période préparatoire, rien ne faisait supposer l'imminence d'un danger; c'est peut-être à regretter, car, pressés par les douleurs ou l'inquiétude, les individus auraient réclamé des soins et, par leur apathie ou leur indifférence, n'auraient pas permis l'accès des symptômes du choléra confirmé.

Donc, la diarrhée prodromique et le choléra confirmé sont le résultat d'une cause identique diversifiée dans ses modes;

donc ces deux états morbides ne sont que les degrés d'une
seule et même affection épidémique. Ainsi s'expliquent leurs
ressemblances, leur facile succession. La cholérine ne serait
autre chose que le choléra atténué, de même que la vario-
loïde peut être considérée comme une ébauche de la variole
confluente.

Période d'invasion. — A ce moment, la maladie se présente
avec des phénomènes qui ne permettent plus l'incertitude.
Les évacuations alvines sont fréquentes; constituées d'abord
par des matières qui se trouvaient dans l'estomac et les intes-
tins, elles prennent bientôt un caractère pathognomonique,
elles se composent d'un fluide aqueux, séreux, blanchâtre,
semblable à une décoction de riz. Leur nombre est variable;
bornées dans les vingt-quatre heures à 3 ou 4, elles s'élèvent
quelquefois à 40; elles incommodent peu; elles semblent diminuer la tension du ventre; puis surviennent des vomissements; d'abord spasmodiques et violents, ils ont lieu plus
tard sans douleur, ils se font comme par regurgitation. Dès
le début, ils contiennent le résidu de la digestion, les boissons et les médicaments ingérés dans l'estomac; ensuite, ils
changent de nature et fournissent un liquide abondant semblable à celui des déjections alvines. Il existe une douleur
très-forte dans la région épigastrique, laquelle envahit bientôt le tube digestif en entier. Pendant que les évacuations et les
vomissements se succèdent avec une certaine violence, des
crampes se manifestent aux extrémités inférieures; elles commencent par les orteils, s'étendent aux jambes où elles se
fixent plus particulièrement. Elles affectent rarement les extrémités supérieures. J'ai remarqué que les crampes étaient d'autant plus violentes, d'autant plus générales, que l'épidémie
était plus intense et le sujet plus fortement constitué.

Telle est la triple série des symptômes qui caractérisent la deuxième période du choléra. Ils déterminent, dans l'économie, des modifications importantes. L'énergie du cœur s'affaiblit; le pouls est fréquent, petit, filiforme, la respiration gênée, car bien que l'air pénètre librement le tissu des poumons, il en est aussitôt expulsé. La région sternale devient le siége d'une douleur vive, d'une constriction pénible. Les secrétions diminuent, la peau est tantôt sèche, tantôt couverte d'une sueur visqueuse froide. L'urine est moins abondante; d'autres fois elle est entièrement supprimée; la langue pâle, humide, tend à se refroidir; la soif est ardente; le timbre de la voix incertain et voilé. Il survient de l'anxiété, une faiblesse très-grande, un sentiment pénible de prostration, d'épuisement et comme de vacuité générale; la face est profondément altérée; les yeux sont ternes, abattus, entourés d'un cercle bleuâtre. Cette deuxième période n'a pas eu de limite fixe; elle a pu se prolonger au-delà de quatre jours, souvent elle n'a duré que quelques heures.

Période algide. — Le choléra se manifeste avec les caractères les plus désolants; il domine sa victime et déjoue, le plus souvent, tous les efforts que l'art peut tenter pour la lui arracher. Aux symptômes précédents qui s'aggravent, s'en ajoutent d'autres : l'action du cœur se paralyse de plus en plus; le pouls devient imperceptible; il y a des syncopes fréquentes; la voix est éteinte, comme soufflée; la parole a quelque chose de sinistre; les secrétions sont taries; l'écoulement de l'urine est entièrement supprimé; la soif est inextinguible; les malades se plaignent d'une vive chaleur. Cette sensation est illusoire; car la température du corps a subi un abaissement notable. Tout est froid chez le cholérique : la peau, l'intérieur de la bouche, l'haleine et la sueur qui le baigne. La face grippée, cyanosée, devient méconnaissable; les yeux s'enfoncent dans les orbites; les paupières sont cernées par une auréole livide. Le sang stagne dans les réseaux capillaires et il donne au visage, au cou, au devant de la poitrine, aux mains et aux pieds cette teinte bleuâtre si caractéristique. Les mains sont ridées, analogues à celles des vieillards, et les plis qu'on imprime à la peau ne s'effacent que lentement. Les facultés intellectuelles semblent survivre à cet anéantissement absolu. Les malades s'agitent désespérés, jettent loin d'eux leurs draps et tous les objets qui les protègent; ils portent une main crispée à la région du cœur comme pour en arracher le poids qui les accable; ils secouent leur tête en fureur; ils se soulèvent brusquement sur leur lit, puis ils retombent épuisés. Malgré l'intégrité des facultés intellectuelles, les malades restent dans un abandon complet d'eux-mêmes et veulent absolument qu'on les laisse tranquilles, indifférents qu'ils sont à tout ce qui ce fait pour eux et à tout ce qui se passe autour d'eux. Bientôt la prostration des forces arrive à son comble : une sueur de plus en plus froide couvre tout le corps; la respiration devient haletante; les syncopes sont plus longues et plus rapprochées. Alors la puissance de la maladie dépasse la puissance de l'art et la mort survient. La mort survient parce que la chaleur ne se rétablit pas; parce que la circulation cesse de s'effectuer et que le cœur s'arrête : la mort survient encore par l'intensité des douleurs et des spasmes ou par une colliquation, une altération des fluides dont les vomissements et les selles sont les effets les plus manifestes.

Cette période algide, ordinairement moins longue que la précédente, a dépassé rarement trois jours ; elle s'est terminée le plus ordinairement en moins de vingt heures.

Période de réaction. — A cette période algide, qui semble

devenir le terme fatal de l'existence, peut succéder la réaction : alors, le pouls remonte insensiblement ; la respiration se
relève, et, avec elle, la calorification ; la cyanose disparaît
ainsi que l'amaigrissement ; la voix revient ; la langue se ré-
chauffe. A ce moment, il n'y a plus, en général, ni crampes,
ni vomissements, ni déjections alvines ; une congestion active
se développe, et elle se présente avec des phénomènes variés
suivant que celle-ci se porte sur tel ou tel organe.

Il m'a été quelquefois impossible de constater la régularité
des diverses périodes que je viens d'énumérer. La marche, la
série, suivant laquelle les phénomènes morbides se déroulent,
s'enchaînent et se succèdent, sont alors inappréciables ; toutes
les époques de la maladie se confondent et s'épuisent en un
espace de temps très-court. Une heure, deux heures au plus
s'écoulent quelquefois entre l'invasion brutale du choléra et sa
fatale terminaison. Quelquefois même les symptômes les plus
saillants ont pu manquer, et cela sans doute parce qu'ils n'ont
pas eu le temps de se produire. J'ai vu des individus être pris
brusquement d'un froid général, d'une anxiété épigastrique
atroce, de crampes, et mourir en quelques heures sans avoir
eu ni nausées, ni vomissements, ni diarrhée. J'ai constaté ces
faits surtout dans les mauvais jours de l'épidémie ; ils ont été
rares dans les autres moments. Les attaques étaient vraiment
foudroyantes ; elles amenaient une sidération absolue des forces, une mort presque instantanée.

Convalescence. — Excepté dans les cas de choléra faible, la
convalescence s'est fait attendre longtemps ; elle a été difficile
et a exigé les plus grands soins, les plus sérieuses précautions ;
la voix ne revenait qu'insensiblement à son timbre normal et il
s'écoulait ordinairement plusieurs septenaires avant que le sujet
pût reprendre ses habitudes ordinaires. La convalescence a

été signalée dans plusieurs cas par des sueurs abondantes. J'ai vu chez deux jeunes gens des accidents cholériques cesser presque subitement par l'apparition, chez l'un, d'une scarlatine, et, chez l'autre, d'une urticaire. Au milieu de la maladie, alors que l'issue était bien incertaine, une éruption se fait ; les vomissements et la diarrhée s'arrêtent instanément ; le pouls se relève ; une sorte de substitution maladive s'effectue ; l'affection cutanée se généralise sur tout le corps, se développe régulièrement et les phénomènes cholériques disparaissent sans retour.

La convalescence ou plutôt la réaction a été quelquefois rendue équivoque et difficile : des affections secondaires, des complications ont surgi ; elles ont présenté deux types distincts : la forme inflammatoire et la forme typhoïde.

Chez plusieurs malades, il s'est manifesté un véritable état inflammatoire. Le pouls était plein, dur, fort ; la peau chaude, tantôt aride, tantôt couverte de sueurs ; la face devenait vultueuse, le regard animé, la respiration élevée, fréquente, forte ; il survenait une céphalagie obtuse, gravative, sus-orbitaire, de l'insomnie, de l'agitation. Puis cet état inflammatoire se localisait. Tantôt c'était une phlegmasie véritable des organes digestifs, se traduisant par des vomissements bilieux, des évacuations alvines nombreuses et verdâtres, une tension et une sensibilité du ventre, une soif vive, du hoquet. D'autres fois, des congestions se formaient vers les poumons ou le cerveau ; elles déterminaient soit une pneumonie, soit une meningite, ou du moins cet ensemble de symptômes particuliers que M. Rayer a décrit sous le nom d'*état cérébral cholérique*.

D'autres fois, la période de réaction était insuffisante ou marchait avec lenteur et irrégularité ; elle s'accompagnait de symptômes typhoïdes ou ataxiques graves. La cyanose s'affaiblissait à peine ; la peau était humide et visqueuse ; le pouls

irrégulier, donnait 120-140 pulsations; la langue devenait
aride, brunâtre ; un enduit fuligineux assez épais recouvrait
les dents et les lèvres ; les urines étaient rares ; la diarrhée
augmentait ; l'anxiété épigastrique était vive ; puis on observait
une prostration plus grande des forces, une sorte de collapsus
général, un état comateux, de la stupeur, un délire vague,
des soubresauts dans les tendons ; enfin, insensiblement, se
déroulaient aux yeux du médecin tous les phénomènes de la
fièvre typhoïde. J'ai souvent noté à l'hôpital ce mode de terminaison du choléra; mais il a été surtout fréquent, ainsi que
chez les malades de la ville, à la fin de l'épidémie. On comprend que l'organisme, déjà fortement ébranlé par une atta-
que de choléra, ne pouvait que difficilement résister à ce
nouvel assaut. Aussi cette forme a-t-elle été fort grave et a-t-
elle souvent amené la mort ?

Anatomie pathologique. — J'ai fait moi-même avec le plus
grand soin les nécropsies des individus morts du choléra dans
le service de la clinique interne à l'hôpital Saint-André. Voici
le résumé de mes recherches :

La surface du corps offre une teinte bleuâtre générale; en
certaines parties, des tâches violacées ecchymotiques. La
rigidité des membres est très-grande ; prompte à se produire
après la mort, elle persiste un temps assez considérable.

Le tissu cellulaire a une coloration livide et contient dans
ses mailles une faible quantité de sérosité.

Les muscles sont mous, violacés, quelquefois gorgés d'un
sang fluide et noirâtre.

Le tube intestinal, siége d'une excrétion si abondante pendant la maladie, m'a constamment offert des altérations nombreuses et importantes.

J'ai constaté plusieurs fois sur la muqueuse gastrique de

véritables traces de phlogose, c'est-à-dire, tantôt une rougeur disposée par plaques, des marbrures que n'enlevaient ni le frottement, ni le lavage ; tantôt de véritables ecchymoses ; dans des cas plus rares, un véritable ramollissement ; les follicules gastriques étaient développés, soit près du pylore, soit près de l'œsophage, quelquefois dans toute l'étendue de l'estomac.

Le calibre du tube digestif était généralement rétréci ; ses membranes minces et transparentes avaient souvent une teinte violacée.

La muqueuse gastro-intestinale a offert des nuances variées de coloration ; les moins vives avaient pour lieu d'élection la première partie de l'intestin et c'est dans la terminaison de l'intestin grêle et dans le gros intestin que se rencontrait la rougeur la plus foncée.

Mais une lésion constante a été la présence d'un certain nombre de granulations à la surface de la muqueuse intestinale. Cette éruption se compose de corpuscules arrondis, du volume d'un grain de mil ou d'un grain de chenevis, d'une teinte grisâtre ou rosée ; ceux-ci donnent au toucher une certaine résistance, et sont tantôt disséminés dans la longueur du tube intestinal, tantôt au contraire réunis en grand nombre. Leur siége de prédilection est toujours la dernière partie de l'intestin grêle ; on les retrouve plus rares au commencement du gros intestin. Les matières contenues dans le tube intestinal se sont présentées sous des aspects différents : c'était un liquide floconneux, cailleboté, quelquefois analogue à une décoction de riz. Je n'ai point trouvé d'ascaride lombricoïde.

Le foie, la rate et les reins n'ont point offert d'altération sensible ; leur tissu était ramolli et livide.

Dans les grosses veines de l'abdomen, dans le système veineux de la veine-porte, dans les veines sus-hépatiques, le sang était noir et poisseux.

Toutes les séreuses étaient sèches et luisantes ; le péritoine avait souvent une injection générale, une arborisation veineuse. Le liquide secrété par cette membrane était rare, visqueux, filant, semblable à de la synovie.

Les organes respiratoires étaient exempts d'altération ; toutefois, dans le plus grand nombre des autopsies, j'ai trouvé, à la partie postérieure des poumons, un engorgement très-prononcé.

Le tissu du cœur était ordinairement mou, friable, décoloré. Le ventricule droit était distendu par une certaine quantité d'un sang noirâtre coagulé. Le ventricule gauche en renfermait moins.

Le sang contenu dans les vaisseaux était épaissi, poisseux, noirâtre, semblable, quant à l'aspect, à de la gelée de groseille à peine cuite ou mieux à du résiné.

Le cerveau, le cervelet étaient le siége d'une congestion et d'une turgescence sanguine presque générale. Les sinus de la dure-mère cérébrale et rachidienne étaient gorgés d'un sang noir coagulé, adhérent à leurs parois.

En résumé, les principales lésions que j'ai constatées dans les nécropsies que j'ai faites, sont : La stase du sang dans tous les organes, l'altération de ce liquide devenu noir, épais, visqueux, et un développement exagéré des cryptes mucipares et des villosités du tube digestif.

Caractères distinctifs de l'épidémie de 1854. — Le fait le plus important qui ressort de l'étude de l'épidémie cholérique de 1854, dans notre ville, c'est la connaissance plus exacte des phénomènes prodromiques. C'est l'appréciation raisonnée du degré d'influence de la diarrhée prémonitoire. Si on excepte cette circonstance qui est évidemment d'une valeur majeure, le choléra de 1854 n'a apporté aucun élément nouveau à l'histoire générale de cette maladie. Comparé à celui de l'année 1849, il n'a présenté que de faibles différences ; je dois néanmoins les signaler.

L'épidémie de 1849 s'annonça dès son début avec des caractères fort graves : les premiers cas furent foudroyants ; les individus étaient frappés mortellement et en quelques heures. Ce ne fut que quelque temps après son invasion, après une sorte d'acclimatement que le choléra diminua d'intensité; après trois mois et demi de durée, l'épidémie sembla s'effacer et même pendant un mois elle disparut; mais au bout de ce temps, elle se montra de nouveau, et cette période, encore assez grave, fut de quarante jours.

En 1854, le choléra offre une marche différente : d'abord il est lent dans ses progrès, mollement envahissant, il frappe sans énergie. L'art, par des moyens sagement combinés, sait en triompher. Aussi est-il possible, jusqu'à un certain point, de nier l'existence d'une véritable épidémie. Mais, après avoir pendant plus de deux mois permis cette incertitude, le fléau se réveille et, en moins de dix jours, il arrive à un très-haut degré d'intensité. A ce moment s'observent les expressions les plus formidables de la maladie régnante, c'est-à-dire l'absence des prodromes, une extrême rapidité dans l'évolution des périodes, la persistance de l'algidité, l'intensité de la cyanose et des crampes. Puis, l'épidémie diminue d'une manière graduelle et cesse entièrement. Ainsi, timide en quelque sorte dans son début, incertain dans sa marche, faible dans ses effets, le choléra ne s'est réellement développé, n'a paru dans toute son énergie qu'après un certain temps de son existence.

Considéré dans son ensemble, dans la totalité de sa durée,

5

le choléra a été peut-être moins accentué dans ses symptômes que celui de 1849. La cyanose et l'algidité ont été moins intenses, les crampes plus rares et moins opiniâtres. La secrétion urinaire a le plus souvent diminué sans cesser d'une manière complète ; les vomissements et les selles n'ont pas toujours eu leur teinte spéciale. Mais quelquefois, il faut l'avouer, ce n'était qu'une apparence de bénignité ; car, même dans les circonstances qui ne paraissaient inspirer que de légères inquiétudes, la vie fuyait sans avertissement sérieux pour le médecin.

Le choléra de 1849 fut suivi d'une épidémie de dysenterie qui acquit un haut degré de gravité, et occasionna même une mortalité très-forte.

En 1854, la fièvre typhoïde, sans prendre un caractère épidémique, succède assez souvent au choléra, s'accompagne de phénomènes qui dénotent d'une manière bien évidente une altération profonde du sang, une lésion des centres nerveux et de l'intestin, une dépression de l'organisme.

Quand une épidémie sévit dans une localité, elle absorbe à son profit toutes les manifestations pathologiques et fait taire momentanément toutes les autres causes morbides. Pendant l'épidémie cholérique que nous venons de traverser, beaucoup de personnes en ont ressenti une influence plus ou moins directe. Cette perturbation de la santé se traduisait par un grand malaise, des vertiges fréquents, des défaillances poussées jusqu'à la syncope, de l'anorexie, des vomissements, de la diarrhée, en un mot, par un trouble des fonctions intestinales. Elle se trahissait encore par des lassitudes spontanées, un anéantissement des forces musculaires, une défaillance de la vitalité, phénomènes qui signalent si fréquemment l'imminence des maladies graves.

Les affections diarrhéiques, jusqu'alors assez légères et peu tenaces, étaient intenses et opiniâtres.

Dans le cours des maladies autres que le choléra, il était possible de reconnaître certains traits isolés, certaines ébauches qui accusaient un fond morbide identique, mais qui s'en distinguaient par leur bénignité relative. C'étaient incontestablement des émanations atténuées de la cause cholérique.

Quelquefois cependant ces affections intestinales ont présenté les caractères de la phlegmasie la mieux dessinée. Elles ne paraissaient pas dépendre de cette cause pathogénique inconnue, que l'on traduit par le nom de Génie épidémique elles s'offraient sans caractères particuliers, et ne rappelaient par aucun de leurs symptômes l'affection cholérique.

Ce n'est pas seulement sur l'homme que l'influence épidémique se faisait sentir : elle agissait de la même manière sur les animaux. A l'époque où le choléra régnait parmi nous, les médecins vétérinaires observaient, surtout sur les chevaux, des inflammations du tube digestif, de nature spéciale, avec altération du sang, bien distinctes de ces phlegmasies franches qu'ils rencontraient dans d'autres épizooties. Les émissions sanguines étaient souvent suivies d'un mauvais résultat.

Le règne végétal, dans plusieurs de ses espèces, n'était-il pas aussi frappé d'une manière cruelle, et suivant une loi que nul n'a pu découvrir ? Cet agent destructeur, imitant en cela la marche du choléra, après s'être longtemps renfermé dans certaines limites, a tout-à-coup fait invasion dans nos contrées; puis, étendant ses ravages, non pas de proche en proche, mais par bonds et par sauts, il a envahi un grand nombre de nos départements et semble vouloir aujourd'hui y prendre droit de domicile. L'apparition presque simultanée de ces deux éléments morbifiques, leur facile propagation, l'insuffisance de nos ressources pour les arrêter dans leur marche, ne permettent-ils pas d'admettre, entre eux, une communauté d'origine, une identité de nature ?

ÉTIOLOGIE.

La détermination des causes est d'une haute importance. En même temps qu'elle fournit au médecin des indications précieuses sous le rapport de la thérapeutique, elle devient pour l'hygiéniste la voie la plus sûre qui conduit à la prophylaxie. Et cependant, que de difficultés présente cette étude de l'étiologie, quand elle s'applique au choléra, affection dont il n'a pas encore été donné de pénétrer l'essence. Là, suivant les expressions de M. Littré, tout est invisible, mystérieux; tout est produit par des puissances dont les effets seuls se révèlent à nous. Bien convaincu de la stérilité de semblables efforts, je n'ai point la prétention de surprendre la cause spécifique du choléra, mais je désire apprécier les conditions générales ou particulières qui en ont préparé le développement et favorisé l'extension dans notre ville.

Bien que les maladies épidémiques ne puisent pas toutes leurs causes dans l'atmosphère, on ne saurait, cependant, contester le rôle considérable que jouent les phénomènes météorologiques dans leur production.

Des observations faites dans la Gironde depuis un certain nombre d'années, il résulte que le cours des saisons n'est qu'imparfaitement réglé et que la température atmosphérique est sujette à de nombreuses variations. Ces irrégularités résultent de la position géographique de notre département et des influences physiques auxquelles il est soumis. A des hivers ordinairement assez doux, succèdent des printemps qui participent tantôt de la froide humidité de l'hiver, tantôt des chaleurs de l'été. Vers la fin de Mai commencent les chaleurs qui se prolongent jusqu'en Septembre. L'automne est en général la saison la plus agréable, et les beaux jours continuent souvent jusqu'au milieu de Novembre.

L'année 1854 a fourni quelques particularités dignes d'être mentionnées.

Pendant le mois de Mai, la chaleur est modérée; les vents d'ouest et de nord-ouest occasionnent de fréquentes pluies qui entretiennent de l'humidité dans l'atmosphère. En Juin et pendant une partie de Juillet, les pluies deviennent rares et la chaleur s'établit. Le 20 Juillet, à deux heures du matin, deux secousses de tremblement de terre sont ressenties à quelques secondes d'intervalle; puis, la température s'élève brusquement et atteint 36°; elle se maintient pendant les mois d'Août et Septembre de 18° à 31°. Le mois de Septembre se fait remarquer par une sécheresse extrême et permanente. La température moyenne, pour le milieu du jour, est de 25°. En Octobre arrive une longue série de jours humides. Les vents soufflent principalement de l'ouest; ils amènent d'abondantes pluies et de fortes perturbations atmosphériques. Des orages violents éclatent les 8 et 17; celui du 8 est précédé d'une température très-chaude et très-lourde. Le baromètre subit de nombreuses oscillations : deux fois il descend brusquement à 752 millimètres, puis il remonte assez vite à 771 et se maintient à un niveau très-élevé. Dans le mois de Novembre, les pluies sont fréquentes et accompagnées de vents violents de sud-ouest.

Ainsi que je l'ai déjà dit, il ne faut pas chercher seulement dans l'atmosphère l'étiologie des maladies épidémiques. Mais il existe certainement un rapport entre l'apparition de celles-ci et les qualités de l'air. Les influences atmosphériques qui ont provoqué le développement et la gravité extrême de l'épidémie cholérique de 1854 sont la température constamment

élevée des mois d'Août et Septembre, et l'orage du 8 Octobre. N'est-ce pas, du reste, un fait démontré par l'expérience,
que les fortes chaleurs sont favorables à l'extension des maladies épidémiques, surtout de celles qui se signalent au début
par un dérangement des voies digestives.

Ces circonstances étiologiques observées à Bordeaux se sont
retrouvées dans d'autres localités : elles ont déterminé des effets identiques.

On lit dans la *Gazette médicale de Toulouse,* n° d'Octobre
1854, les détails suivants sur l'épidémie cholérique de cette
ville : « Le 10 Octobre 1854 fut une rude journée. Dans la nuit
du 8 au 9, un violent ouragan, suscité par le vent d'est, fit
tomber quelques gouttes de pluie et descendre considérable-
ment le thermomètre. Ce dernier, qui marquait 30° dans les
premiers jours du mois, baisse jusqu'à 11°. Ce changement
subit dans la température devient cruellement mortel pour
notre ville. Dès le lendemain, le choléra, qui semblait se re-
tirer, reparait avec une intensité effrayante : partout de nouveaux cas; partout des morts rapides; partout la consterna-
tion. »

Est-il permis d'attacher une valeur réelle à la direction des
vents, pour expliquer l'invasion du choléra ou les recrudes-
cences qui se manifestent pendant la durée d'une épidémie ?

Il existe une trop grande quantité de faits contradictoires
pour qu'on puisse en déduire une loi générale; cependant, il
est quelques observations dont il faut tenir compte.

En 1831, l'épidémie de Berlin était sensiblement augmentée
par les vents d'est et de nord-est; elle décroissait lorsque les
vents venaient de l'ouest et du midi. La même remarque fut
faite à Paris, lors de l'épidémie de 1832. Du 27 Mars au 17
Avril, le vent fut constamment nord et nord-est; or, on sait
que le 9 Avril, 'épidémie atteignit son maximum d'intensité.

Dans les premiers jours de Juillet, une recrudescence terrible se manifesta, la mortalité s'éleva rapidement de 20 décès jusqu'à 225 par jour; ce fut encore le vent de nord-est qui souffla pendant les premiers jours de cette période d'accroissement. En 1849 et 1853, les vents du nord et de l'est ont coïncidé avec l'apparition du choléra. Tout ce que nous savons, disait Rochoux à l'Académie de Médecine, c'est que les vents du nord et de l'est favorisent le développement du mal.

A Bordeaux, en 1832, c'est le 4 Août, par une chaleur sèche, par le vent de nord que le choléra éclate. En 1849, les vents de nord et nord-est dominent pendant tout le cours de l'épidémie. En 1854, pendant les mois de Juillet, Août et Septembre, ce sont les vents du nord et de l'est qui règnent le plus fréquemment.

RÉSUMÉ DES OBSERVATIONS MÉTÉOROLOGIQUES
des mois de Mai, Juin, Juillet, Août, Septembre, Octobre et Novembre 1854. [1]

THERMOMÈTRE	MAI.	JUIN.	JUILLET.	AOUT.	SEPTEMBRE.	OCTOBRE.	NOVEMBRE.
TEMPÉRATURE *des 3 périodes du jour.*							
MATIN.							
Plus grand degré de chaleur....	13° le 19	17° le 25	23° les 23 et 24	19° le 1	19° le 17	19° les 7, 9	10° le 6
Moindre.......	7° les 11 et 12	10° les 3 et 11	12° le 2	11° le 27	8° le 23	4° le 28	5° le 28
Moyen.........	10° le 29	14° les 1, 7, 8, 21	16° les 3 et 4	15° 4, 25, 26, 27, 27	15° les 20, 27, 28, 29	15° le 17	5° les 24, 25
MIDI.							
Plus grand degré de chaleur....	23° le 13	32° le 25	36° le 24	31° le 21	30° le 14	26° les 2, 7, 8	16° le 2
Moindre.......	15° les 4, 5 et 10	17° les 6 et 7	16° les 6 et 20	21° les 9, 15, 16, 17	18° le 23	11° le 15	9° le 7
Moyen.........	18° les 7, 18 et 21	21° le 4	23° le 14	24° le 3	25° le 1	17° le 16	9° le 7
SOIR.							
Plus grand degré de chaleur....	15° le 31	21° le 24	25° le 23	21° le 30	23° le 4	23° les 7, 8	12° les 1, 3, 5
Moindre.......	8° les 4 et 5	11° les 2 et 10	12° le 12	14° le 15	12° le 22	8° 13, 14, 18, 19, 26	0° le 27
Moyen.........	11° les 3, 8 et 16	14° les 5, 13, 22, 29	17° les 17, 18 et 19	17° les 1, 3, 5, 7, 10	17° les 17, 19, 27, 28	13° le 24	6° les 4, 25
DEGRÉ DE CHALEUR *au milieu du jour*	21 jours de 15° à 18°. 11 jours de 19° à 23°.	12 jours de 17° à 20°. 11 jours de 20° à 24°. 4 jours de 26° à 32°.	9 jours de 16° à 20°. 11 jours de 21° à 25°. 8 jours de 26° à 36°.	21 jours de 21° à 25°. 10 jours de 26° à 31°.	16 jours de 18° à 25°. 11 jours de 25° à 30°.	16 jours de 11° à 15°. 6 jours de 16° à 19°. 9 jours de 21° à 26°	5 jours de 5° à 6°. 16 jours de 7° à 10°. 9 jours de 11° à 16°

(1) Ce résumé et le suivant sont empruntés aux tableaux météorologiques que communique chaque mois, à la Société de médecine, M. Barbet, professeur à l'École préparatoire de médecine.

RÉSUMÉ DES OBSERVATIONS MÉTÉOROLOGIQUES
des mois de Mai, Juin, Juillet, Août, Septembre, Octobre et Novembre 1854.

BAROMÈTRE	MAI.	JUIN.	JUILLET.	AOUT.	SEPTEMBRE.	OCTOBRE.	NOVEMBRE.
Maximum	766 mill. le 13	765 mill. le 23	767 mill. le 21	769 mill. les 26, 28.	771 mill. les 23, 24.	771 mill. les 11, 17.	773 mill. le 2
Minimum	752 — les 1, 2.	756 — le 1	759 — les 4, 6, 7.	757 — le 1	762 — les 8, 9	752 — les 6, 25.	750 — le 4
Médium	761 — 9, 10, 15, 18	762 — les 12, 25.	763 — 12, 13, 19	765 — les 16, 30.	766 — les 19, 26	763 — le 16	742 — le 3
VARIATION BAROMÉTRIQUE.	nombreuses, graduelles.	graduelles.	nulles.	nulles.	graduelles.	brusques, sensibles.	nombreuses, forte
DIRECTION des VENTS — Le vent a soufflé du :							
Nord	7 fois	4 fois	12 fois	9 fois	9 fois	5 fois	9 fois
Nord-Est	0 —	2 —	2 —	4 —	4 —	1 —	1 —
Nord-Ouest	6 —	3 —	1 —	4 —	0 —	1 —	1 —
Sud	0 —	1 —	3 —	4 —	4 —	2 —	2 —
Sud-Est	1 —	3 —	0 —	3 —	3 —	6 —	1 —
Sud-Ouest	11 —	8 —	6 —	3 —	2 —	9 —	9 —
Est	0 —	2 —	0 —	0 —	7 —	1 —	2 —
Ouest	6 —	7 —	7 —	4 —	1 —	6 —	5 —
VENTS DOMINANTS.	Nord et Sud-Ouest.	Ouest et Sud-Ouest.	Nord.	Nord.	Nord et Est.	Sud-Ouest.	Nord, Sud-Ouest
HYGROMÉTRIE Hauteur de l'eau tombée.	52 mill. 2	50 mill. 5	64 mill. 5	52 mill. 8	8 mill. 8	121 mill. 5	126 mill. 0
HAUTEUR DE L'EAU Évaporée à l'air libre.	126 mill	141 mill.	152 mill.	173 mill	204 mill.	113 mill.	32 mill.
ÉTAT DU CIEL.							
Jours beaux	12	12	19	26	28	15	9
Jours couverts	13	16	7	5	1	10	12
Jours de pluie	6	2	5	0	1	6	9
Jours d'orage	0	0	2	2	1	2	0

Il était intéressant de connaître quelle a été la proportion des hommes et des femmes dans le chiffre des décès causés par le choléra, à quel âge la mortalité a été plus considérable.

Dans 788 cas dont les décès ont été officiellement constatés il y a eu 433 hommes et 355 femmes.

Ches les hommes, les âges étaient ainsi répartis ;

De 0 à 2 ans............	3
2 à 5 ans...........	26
5 à 15 ans..........	38
15 à 20 ans..........	35
20 à 40 ans...........	138
40 à 60 ans..........	136
Au-dessus de 60 ans..........	57

Chez les femmes, la mortalité a eu lieu aux âges suivants ;

De 0 à 2 ans...........	3
2 à 5 ans..........	19
5 à 15 ans...........	29
15 à 20 ans..........	31
20 a 40 ans..........	106
40 à 60 ans..........	106
Au-dessus de 60 ans..........	75

Le chiffre de la mortalité a donc été le plus élevé de 20 à 60 ans ; c'est-à-dire, à l'époque de la vie qui correspond à la plus grande activité et à la plus grande force.

L'influence des professions est complexe et difficile à déterminer ; cependant, celles qui exposent aux intempéries de l'air, à un travail pénible et continu, m'ont paru des causes déterminantes. La statistique que je fournis en est une preuve.

TABLEAU

Des Professions des individus morts du Choléra.

Terrassiers	163	Employés d'octroi	3
Domestiques	65	Négociants	3
Marins	46	Ferblantiers	2
Portefaix	37	Maréchaux-ferrants	2
Couturières	21	Arrimeurs	2
Marchands ambulants	20	Horlogers	2
Tonneliers	15	Raffineurs	2
Menuisiers	10	Verriers	2
Forgerons	10	Cochers	2
Portannières	9	Sabotiers	2
Charretiers	8	Lampiste	1
Cordonniers	8	Mécanicien	1
Maçons	8	Bouchonnier	1
Douaniers	8	Charbonnier	1
Scieurs de long	6	Chiffonnier	1
Charpentiers	6	Vitrier	1
Pâtissiers	6	Imprimeur	1
Commis	6	Salpêtrier	1
Blanchisseuses	6	Tisserand	1
Boulangers	4	Epicier	1
Tailleurs d'habit	4	Institutrice	1
Peintres	4	Chantre	1
Coiffeurs	3	Concierge	1
Faïenciers	3	Médecin	1
Voiliers	3		

En résumé :

Professions déterminées	515
Sans profession	252
Hôpital des Enfants	4
Hôpital des Vieillards	3
Hôpital des Aliénées	10
Hôpital Militaire	4

788

Il existe, entre l'homme et tout ce qui l'entoure, des liens secrets, des rapports mystérieux, dont l'influence sur lui est continuelle et profonde; favorable, cette influence ajoute à ses forces physiques et morales, elle les développe et les conserve; nuisible, elle les altère et les anéantit. C'est ce qui explique pourquoi la mortalité produite par le choléra n'a pas été uniforme dans toutes les parties de la ville de Bordeaux. Il importait donc de rechercher quels quartiers l'épidémie avait plus spécialement atteints.

Pour arriver à cette connaissance d'une manière exacte, il eût fallu posséder des notions précises sur tous les cas de choléra développés dans Bordeaux; or, dans une ville comme la nôtre, une telle statistique est impossible. Le nombre des décès, le domicile des morts sont bien connus de l'Administration municipale; mais les renseignements sur les cas de guérisons n'existent pas ou sont incomplets; toutefois, j'ai cherché à utiliser les quelques documents que j'ai pu me procurer. J'ai recueilli, sur les registres de l'État-civil à la mairie, les noms des individus décédés du choléra, avec l'âge, le sexe, la demeure, etc. J'y ai joint les décès des cholériques de l'hôpital Saint-André rapportés aux quartiers qu'ils habitaient au moment où ils furent frappés. Ces deux statistiques réunies donnent un chiffre de 695, et forment une base assez large pour formuler un jugement. Etablissons donc comment étaient distribués, dans les dix arrondissements de la ville de Bordeaux, les 695 individus morts du choléra.

Les 1er *et* 2me *arrondissements* sont, en quelque sorte, confondus; ils occupent la partie nord de la ville et comprennent les paroisses Saint-Martial et Saint-Louis. Ils sont limités à l'est par la Garonne, à l'ouest par les marais de Bruges et du Bouscat. Le quai qui borde le fleuve est orné de belles et vastes

maisons ; si la population qu'elles contiennent jouit des avanta-
ges de la fortune, il n'en est plus de même pour celle qui occupe
les habitations de la partie ouest; ce sont, en général, des mate-
lots, des ouvriers qui passent une partie de leurs journées dans
les celliers, dans les verreries, dans les filatures, dans des établissements industriels; en un mot, ce sont des malheureux
qui vivent du prix de leurs travaux. Aussi la différence est-
elle notable, quand on compare la mortalité dans ces deux
points opposés. Ces deux arrondissements ont eu, le 1er **109**
décès, le 2me **68**. Ce sont les rues Bourbon, Chantecrit, Si-
card, Bense, Dufour, Maurice, Lormont, Saint-Joseph,
Pomme-d'Or, qui ont été le plus vivement atteintes. Je ferai
toutefois remarquer que les décès dans ces rues n'ont pas eu
lieu à l'extrémité Est près de la rivière, mais au côté opposé,
où se trouvent des causes graves d'insalubrité, c'est-à-dire,
l'absence du pavage, des bourbiers infects, des fossés où les
eaux n'ont pas d'écoulement, des marais dont la terre est constamment pénétrée d'humidité, et enfin des marais à sangsues.
Lors de l'épidémie de 1849, la rue Frère et celles qui l'avoisinent
furent horriblement maltraitées ; depuis lors, elles ont excité la
sollicitude municipale , elles ont été plus largement percées,
le système du pavage a été remanié, l'écoulement des eaux a
été rendu plus facile. Ne sont-ce pas là les motifs qui expliquent leur immunité en 1854? Il serait donc bien nécessaire
d'appliquer les mêmes mesures aux rues qui ont, cette année,
si péniblement souffert.

Le 3me *arrrondissement* est celui dans lequel se trouvent
réunies les plus heureuses conditions de salubrité tant publique que privée. Il est traversé par des voies larges, par des
cours spacieux; les rues sont convenablement disposées et
dans une direction favorable à la pente des eaux, aux grands
courants d'air, ainsi qu'à l'économie du pavage. Les maisons

élégantes et élégamment construites, témoignent assez de
l'aisance des personnes qui les habitent. Il n'y a eu dans cette
section que **3** décès par le choléra, et encore même parmi
ces trois se trouvent celui de M. D.... dont j'ai rapporté plus
haut l'observation, et celui d'un concierge qui était atteint
depuis longtemps d'une diarrhée chronique pour laquelle il
prenait des globules homéopathiques. En résumé, cet arrondissement, qui réunit les conditions les plus favorables de
salubrité, dans lequel il y a une large distribution d'air et
d'espace, n'a fourni qu'un très-faible contingent à l'épidémie.

Je rapproche les 4ᵐᵉ *et* 6ᵐᵉ *arrondissements;* ils forment la
banlieue de Bordeaux dans la partie ouest; ils offrent entre
eux beaucoup d'analogie; ils se confondent avec les communes de Caudéran et de Mérignac. Dans cette circonscription
se rencontrent bien des ouvriers, mais surtout un grand
nombre de personnes, qui, retirées des affaires, vivent tran-
quillement dans une honnête aisance. La plupart des rues de
ces divers quartiers ont été, depuis quelques années, élargies,
pavées; de grandes voies de communication les traversent; le
terrain y est élevé et l'air peut circuler librement et avec facilité. Aussi, les deux arrondissements réunis ne fournissent-ils
que le chiffre **62**, c'est-à-dire **27** pour le 4ᵉ et **35** pour le 6ᵉ.

Le 5ᵐᵉ *arrondissement,* dans le centre de la ville, est par-
couru par les canaux du Peugue et de la Devèze; il occupe
un terrain bas et humide, sillonné par des rues étroites; c'est
un quartier essentiellement marchand; les maisons sont res-
serrées, rétrécies, souvent au profit des magasins; la population qui l'habite tient à la fois à la classe aisée et à la classe
ouvrière; elle est aussi formée par un grand nombre d'indigents. On compte dans cet arrondissement **41** décès.

Le 7ᵐᵉ *arrondissement* occupe une étendue considérable
et se prolonge au sud-ouest de Bordeaux dans le territoire de

Pessac. La population qui habite ce quartier vit sur un terrain élevé, découvert; elle y est peu pressée; chaque maison est entourée d'un jardin. La mortalité y a été très-faible. Il n'en est plus de même pour l'autre extrémité de cet arrondissement qui est limitrophe du 5me. Là, les rues sont étroites et humides; la ventilation est incomplète; il n'est donc pas surprenant d'y trouver **93** décès.

Le 8me *arrondissement* comprend presque exclusivement la paroisse Saint-Michel. Il est formé de rues tortueuses, étroites, humides, obscures, boueuses : c'est la vieille ville. La population est généralement composée d'ouvriers. La voie publique est bien loin de cette propreté que réclament nos mœurs actuelles. L'enlèvement des boues pourrait s'y faire avec plus de régularité et de promptitude; les maisons particulières appellent un système de construction qui rendra les appartements plus larges; car la lumière, l'espace, l'air sont les conditions indispensables de la vie. Ces inconvénients, je le sais, diminuent chaque année par les louables efforts que fait l'Administration pour diminuer les causes d'insalubrité; mais celles-ci sont encore bien nombreuses. C'est dans cette partie de la ville que le choléra sévit avec une si grande intensité le 8 Octobre. Aussi le chiffre des décès a-t-il été, pour la période épidémique, de **125**.

Le 9me *arrondissement* embrasse la paroisse Sainte-Eulalie; il s'étend dans les communes de Talence et Pessac. La position élevée du terrain, la largeur de la plupart des rues, leur direction du sud au nord; le libre écoulement que leur pente permet aux eaux fluviales, enfin la bonne construction de la plupart des maisons sont des circonstances favorables à la salubrité de cet arrondissement. Le chiffre de la mortalité a été de **29**.

Le 10me *arrondissement* est celui qui a été le plus cruelle-

ment atteint ; il compte **200** décès. Cette mortalité ne sur-
prend point quand on connaît les éléments fâcheux qu'il renferme ; on y compte, en effet, un grand nombre d'établissements insalubres, d'industries dont les procédés sont repous-
sants et nuisibles, c'est-à-dire des tanneries, des abattoirs,
des mégisseries, des blanchisseries, etc.; il est limité au sud
par les marais de la commune de Bègles; il est traversé par
un ruisseau (l'Estey) qui, suivant le flux et le reflux de la
Garonne, amène avec lui une grande quantité de résidus des
fabriques. Mais les deux points sur lesquels l'épidémie s'est
spécialement appesantie sont les quartiers de Terres-de-Bordes et du Saugeon. — Le quartier de Terres-de-Bordes est
spécialement habité par les ouvriers attachés aux travaux du
Chemin de fer du Midi; il a dû recevoir une influence nuisible des vastes et nombreux terrassements nécessités par l'é-
tablissement de la gare. Le Saugeon semble au premier coup-
d'œil dans de bonnes conditions de salubrité, il est sur un
point élevé, l'air paraît devoir y être pur, et cependant deux
rues de cette section, celles du Serporat et Veyssière ont été,
non-seulement lors de l'épidémie de 1854 mais encore lors
des précédentes, un véritable foyer d'infection. Certaines maisons ont eu jusqu'à sept morts chacune. A quoi peut tenir
cette fatale circonstance? Elle me paraît tenir à la disposition de ces rues; celles-ci (Serporat et Veyssière) se coupent
à angle droit; elles sont fermées à leurs extrémités par un
mur de clôture assez élevé; de plus, au point de leur inter-
section, le sol est abaissé, de telle sorte que les eaux ména-
gères, les eaux de la pluie viennent s'y accumuler. Par le
fait de cette sorte d'emprisonnement, la ventilation ne peut
pas s'effectuer, dès-lors les miasmes provenant des eaux stag-
nantes de ces rues et des établissements voisins, ne trouvant
pas de courant qui les enlève, s'appesantissent au centre de

ce quartier et deviennent ainsi une cause d'épidémie. Ce qui paraît confirmer cette opinion, c'est que les maisons environnantes, habitées aussi par des malheureux, mais jouissant d'une aération suffisante, ont offert une immunité absolue. Le mal est facile à réparer. Il conviendrait de percer quelques-unes de ces impasses, de détruire les murs de clôture, en un mot de favoriser une large et abondante ventilation et de modifier l'économie du pavage.

TABLEAU

Des décès causés par l'épidémie cholérique en 1854 dans les dix arrondissements de la ville de Bordeaux.

1er arrondissement	. . . .	109
2e	—	68
3e	—	3
4e	—	27
5e	—	41
6e	—	35
7e	—	93
8e	—	125
9e	—	29
10e	—	200

Il résulte évidemment de ce tableau comparatif, que l'épidémie cholérique a d'abord éclaté, et a semblé se complaire dans les quartiers dont les rues sont étroites, humides, mal aérées, dans ceux où une population malheureuse se trouve encombrée dans des logements insalubres et insuffisants;

puis, que de ces divers quartiers, elle a envoyé sur d'autres points de la ville ses rayons affaiblis. Du reste, l'expérience apprend que le choléra envahit d'abord les localités pauvres, et qu'il a une prise facile sur les organisations débilitées par un air vicié, une mauvaise alimentation, l'excès du travail. En effet, les 10me, 8me, 1er et 2me arrondissements de la ville de Bordeaux sont ceux dans lesquels le choléra a multiplié ses victimes, tandis que dans l'arrondissement le plus riche (3me), dans les quartiers les mieux construits, les moins encombrés, dans ceux où règnent le plus généralement l'aisance et le luxe, les effets du fléau se sont fait moins sentir.

C'est une triste vérité, mais consacrée par une longue observation, dit M. Villermé, dans son mémoire sur la mortalité comparée dans la classe aisée et dans la classe indigente, que les privations ou la misère abrègent la vie de l'homme. A l'appui de la statistique que j'ai présentée plus haut, je citerai le travail de M. Bouvier, lu à l'Académie de médecine, qui a pour but de comparer la mortalité des divers quartiers de Paris pendant l'épidémie de 1849. Il constate que la mortalité pour l'épidémie cholérique est dans un rapport évident avec le nombre des familles pauvres. M. Benoiston, de Châteauneuf, rapporteur de la commission sur la marche du choléra dans Paris en 1832 ; M. Blondel, dans son rapport sur les épidémies cholériques de 1832 et 1849, sont arrivés à des résultats identiques. On est donc en droit de conclure que l'insalubrité des quartiers, l'encombrement des habitations, la misère, forment un concours de circonstances très-favorables pour le développement du choléra et certainement plus favorables que les variations de l'atmosphère, la direction des vents, l'exposition du sol, etc.

Il est encore certaines causes qui ont agi d'une manière funeste sur la santé des populations. Ce sont l'insuffisance de l'alimentation et la mauvaise qualité des boissons. L'honorable M. Mélier, Inspecteur-général des services sanitaires de la France, dans son mémoire sur les subsistances envisagées dans leurs rapports avec les maladies et la mortalité, a démontré que si la mortalité n'est pas aujourd'hui soumise d'une manière aussi rigoureuse qu'autrefois à l'influence du prix du blé, cependant cette influence n'en persiste pas moins à un certain degré. Là où les subsistances ne sont pas assurées, la population ne tarde pas à s'affaiblir et à diminuer. La prospérité d'un pays est toujours intimement liée à la plus ou moins grande facilité des subsistances ; la cause de dépopulation la plus active est dans leur insuffisance, leur rareté, leur cherté ou leur mauvaise distribution. Une nourriture suffisante et substantielle est nécessaire à l'homme, surtout à l'homme qui travaille ; elle contribue à lui faire réparer ses pertes continuelles ; elle le rend apte à réagir contre les agents innombrables qui minent son existence. Le vin, pris à dose modérée, agit comme tonique ; il relève l'énergie vitale, combat avec avantage la disposition à la débilité, ramène les forces à leur niveau normal. Or, dans le courant de l'année que nous venons de traverser, la population malheureuse a profondément souffert par le prix élevé des subsistances, tant du pain que du vin. L'ouvrier était obligé de se priver de vin et de le remplacer le plus souvent par des boissons acides, mauvaises, dont les organes digestifs ont dû être péniblement impressionnés.

Mais si d'une part, les privations qui résultent de la misère et du mauvais choix des aliments sont à juste titre comptées parmi les causes prédisposantes et occasionnelles les plus efficaces du choléra, d'autre part, nous avons vu les écarts de régime, les excès de table, l'abus de liqueurs alcooliques, l'usage de fruits qui n'étaient pas mûrs, l'ingestion de boissons trop froides ou même de la glace, l'emploi des purgatifs, favoriser la production de la maladie.

Je ne terminerai pas ce qui est relatif à l'étiologie du choléra sans parler de son mode de propagation. Le choléra a-t-il été importé parmi nous, s'est-il montré contagieux? On pourrait jusqu'à un certain point admettre l'importation du choléra dans notre ville. M. D...., qui en a offert le premier cas et qui en a été la première victime, arrivait de Paris, où il avait évidemment puisé le germe de l'affection. Mais ce fait se passe le 23 Juillet, il reste complètement isolé; ce n'est que dans les premiers jours du mois d'Août que le choléra se manifeste; et il s'observe chez des individus qui n'avaient eu avec M. D.... aucune espèce de communication. Il n'y a donc pas eu importation. — Y a-t-il eu contagion? Pour résoudre cette question, il me suffit d'interroger les faits et de rechercher la marche du choléra; mais auparavant, je crois indispensable de définir ce qu'on doit entendre par contagion.

Une maladie dite contagieuse est celle qui a la faculté de se transmettre d'un individu à un ou plusieurs autres par un contact immédiat ou médiat, c'est-à-dire par un virus ou par un miasme; de là, la distinction de la contagion en virulente et miasmatique. C'est par l'air que s'opère cette dernière. Le miasme contagieux peut naître d'un corps vivant, malade, et transporte chez un autre individu un état morbide tout-à-fait semblable à celui qui lui a donné naissance. — L'infection consiste en une altération de l'air produite par des effluves ou des miasmes qu'engendre la décomposition des matières végétales ou animales, ou l'entassement d'un grand nombre d'individus dans des lieux malpropres ou mal aérés. L'infection fait naître chez les individus qui s'y exposent des maladies dont l'essence, dont l'espèce et le genre n'existent pas au foyer même dont elles émanent.

Ces principes posés, il est facile de démontrer que le choléra a été épidémique, mais non contagieux. Il a été épidémique, puisqu'il a sévi simultanément sur un grand nombre d'individus; mais il n'a pas été contagieux. Et d'abord, je ferai remarquer que les médecins, les fonctionnaires des hôpitaux, les desservants directs des malades, en un mot ceux qui se sont le plus approchés des cholériques, ont eu une immunité absolue. Un seul de nos confrères est mort après avoir offert des symptômes de choléra, mais il n'en avait alors observé aucun exemple, et au moment de s'aliter, il niait même l'existence de l'épidémie qui débutait parmi nous. — Puis, avec la doctrine de la contagion, comment admettre qu'un faubourg, un quartier puisse rester à l'abri de toute atteinte, quoiqu'en communication journalière avec les autres parties de la ville où règne l'épidémie? Le choléra s'est propagé irrégulièrement, envahissant en même temps les parties les plus opposées de la ville, attaquant des individus entièrement étrangers entre eux. — Ce qui s'est passé dans les localités voisines, dans les campagnes, est une preuve plus évidente encore de non-contagion. Des habitants de Podensac, Biganos, Barsac, etc., viennent à Bordeaux; ils passent quelques jours dans le quartier Saint-Michel, au centre du foyer épidémique, puis ils rentrent chez eux, ont le choléra et en meurent. Ils ont évidemment acquis la maladie par voie d'infection, mais ils ne l'ont pas transmise aux personnes qui les soignaient.

Dans quelques circonstances cependant, on a pu admettre la contagion par la manière dont le choléra choisissait ses victimes. Ainsi, on l'a vu attaquer, tantôt simultanément, tantôt successivement, plusieurs individus réunis dans le même appartement, dans la même famille; mais il est facile de compren-

dre que ces individus, soumis au même régime, aux mêmes
habitudes, à l'influence des mêmes causes morbides, aient
contracté la même maladie. Donc le choléra ne s'est pas propagé en raison de la proximité des localités ou des personnes,
c'est-à-dire par contagion.

TRAITEMENT.

Le choléra est une des maladies les plus graves dont l'hu-
manité puisse être affligée ; il sape la vie dans sa base, et la
nature, livrée à elle-même, est incapable de résister à un tel
assaut. Aussi deux conditions sont-elles absolument nécessaires pour décider du succès dans le traitement : l'opportunité
des moyens et la rapidité d'exécution. C'est en frappant juste
et vite que les secours de l'art parviennent à arrêter le mal,
à l'étouffer dans son travail de formation, ou du moins à lui
préparer une terminaison heureuse. Je ne veux, il est vrai,
parler ici que des faits de choléra confirmé, et non de ceux
que l'ignorance ou bien plutôt le charlatanisme a fait passer
pour tels et qui en réalité n'étaient que de simples cholérines
ou même des indispositions étrangères à la maladie régnante.

Dès l'invasion du choléra en France, M. le Préfet s'em-
pressa de réunir sous sa présidence le Conseil central d'hygiène publique et de salubrité, pour savoir si dans l'intérêt
des habitants de la Gironde, il ne convenait pas de prescrire
quelques dispositions générales. Il fut décidé que, vu la quié-
tude parfaite des esprits, vu l'absence de toute manifestation
épidémique dans notre contrée, une publicité officielle était
inopportune ; mais il fut arrêté qu'un système d'organisation
serait préparé tacitement, pour être, au besoin, immédiatement mis en pratique.

Quelque temps après, c'est-à-dire le 12 Septembre, un rapport fut adressé, au nom du Conseil d'hygiène, par M. le Président et M. le Secrétaire-général à M. le Préfet, pour fournir à ce Magistrat des renseignements exacts sur l'état sanitaire de la Gironde. Ce rapport contenait une instruction très-simple, très-claire et très-complète, touchant les précautions à prendre et le régime à suivre à l'approche d'une épidémie. Il fut inséré dans tous les journaux et affiché dans toutes les communes. En même temps, un arrêté spécial de M. le Préfet ordonnait pour tout le département diverses mesures de salubrité. L'administration municipale, de son côté, déployait une grande vigilance pour l'assainissement de la ville; elle faisait exécuter avec plus de rigueur la police des halles et des marchés, l'enlèvement des boues et immondices, l'arrosement des rues; elle recommandait une inspection plus sévère des grands établissements industriels; elle faisait surveiller avec plus de soin les habitations malsaines des ouvriers, ces maisons garnies, ces hôtels à la nuit, qui sont en général désignés aux coups les plus cruels et les plus immédiats des épidémies. Les membres du Conseil d'hygiène redoublaient d'activité dans l'exercice de leurs fonctions; ils tenaient des séances fréquentes, se rendaient dans les diverses parties de la ville qui avaient été le théâtre des épidémies précédentes, et recherchaient les améliorations matérielles qu'on pouvait y apporter. Depuis cette époque, un progrès a été réalisé; je veux parler de la création d'une commission des logements insalubres. La présence dans cette commission de plusieurs honorables membres du Conseil d'hygiène, est un sûr garant des heureux résultats que nous en attendons. Les médecins, par leurs organes officiels, donnaient à la population des conseils éclairés, et si le système des visites préventives n'était pas institué légalement ou administrativement, du moins il était exécuté par chaque praticien séparément. Dans les lycées, les

pensions, les hôpitaux, dans les établissements où se trouvait un certain nombre d'individus, les conditions hygiéniques étaient rigoureusement assurées. En un mot, Adminis-
trateurs et Administrés réunissaient en commun leurs efforts
pour atteindre le même but : la conservation de la santé publique ; ils savaient tous, et ils disaient tous, que l'hygiène largement comprise et bien entendue doit être la véritable pré-
servation des peuples contre les fléaux qui les menacent.

Quand l'épidémie se déclara dans la ville, toutes les mesures
qui avaient été jusqu'alors élaborées, reçurent leur exécution.
L'Autorité comprit que si l'Assistance est dans tous les temps un
devoir envers les malheureux, elle devient une loi impérieuse,
une nécessité de salut public lorsqu'on est sous l'imminence
d'une épidémie. Les maisons de secours furent munies d'un
matériel suffisant ; des médecins furent désignés dans chaque
arrondissement pour porter leurs soins aux malades ; les phar-
maciens délivrèrent gratuitement les remèdes aux indigents.
La Commission des hospices civils affectait à l'hôpital Saint-
André des salles spéciales pour le traitement des cholériques ;
préoccupés de la santé des soldats, les Médecins militaires
obtenaient de l'Intendance, pour les troupes de la garnison,
des exercices moins nombreux et un régime plus favorable ;
les grandes Administrations, celles des Chemins de fer d'Orléans et du Midi, de la Douane, etc., d'après les avis de leurs
médecins, apportaient quelque allégement à la vie matérielle
des employés, diminuaient les heures du travail.

Dans les jours néfastes des 9, 10 et 11 Octobre, M. le Préfet de Mentque, voulut visiter lui-même les malheureux atteints de l'épidémie ; plusieurs fois il se rendit à l'hôpital Saint-
André ; puis, accompagné de M. Gautier, Maire de Bordeaux,
de M. Fauré, Adjoint du Maire, de M. Levieux, Secrétaire
général du Conseil d'hygiène, et du Médecin des épidémies, il

parcourut les quartiers les plus pauvres et le plus vivement frappés; il pénétra dans la chambre même des malades, leur apportant, avec des consolations, des secours d'argent pour subvenir aux plus pressantes nécessités. De tels actes élèveraient bien haut dans l'estime et la gratitude publiques, si déjà il n'en était entouré, le Magistrat qui comprend ainsi ses devoirs.

De toutes les tentatives thérapeutiques auxquelles on s'est livré, soit dans la clientèle civile, soit dans les hôpitaux, il résulte comme vérité dominante que pour la guérison du choléra il n'existe pas de médication spécifique. En présence d'une maladie quelquefois si rapide et si capricieuse dans sa marche, si variable dans ses formes, pouvait-on espérer trouver un agent dont les effets seraient assurés à l'avance? Puis, les individualités ne sont-elles pas toujours là avec leurs complexions particulières, leurs idiosyncrasies spéciales, leurs susceptibilités organiques pour imposer des médications spéciales? Toutefois, il faut le proclamer, le choléra n'échappe pas à tout traitement régulier et rationnel. La science est aujourd'hui en possession d'un fait considérable, à savoir que le choléra a généralement une période d'incubation, précédant toujours d'un certain temps l'invasion apparente de la maladie; dans cette période, il est accessible aux ressources de l'art. Ne serait-ce qu'une illusion consolante? Non; car il a été reconnu qu'il suffisait d'enrayer la diarrhée pour empêcher l'explosion d'accidents plus graves. De là, la nécessité de surveiller attentivement les fonctions digestives et d'arrêter sur-le-champ toute irritation intestinale si elle vient à se manifester. Cette utilité du traitement préventif est aujourd'hui démontrée surtout par nos confrères d'Outre-Manche. En lisant leurs rapports publiés par le *Registraar-Office*, on voit avec quelle ardeur, avec quelle exactitude ils se sont attachés à surprendre, à deviner, pour ainsi dire, ces premiers accidents gastriques, et à les arrêter. Aussi, si on compare les résultats obtenus en 1854 avec ceux des épidémies de 1832 et 1848, on constate ce que peuvent produire de salutaire et d'heureux de sages mesures prises à propos et appliquées avec intelligence. Tout récemment encore, les journaux anglais ont rapporté ce fait vraiment remarquable, qu'à Newcastle, sur les 519 hommes formant la garnison de cette ville, on a compté 451 cas de diarrhée, et celle-ci ayant été traitée à-propos et d'une manière convenable, aucun cas de choléra ne s'y est montré. En eût-il été de même si on avait négligé ce symptôme prémonitoire ?

Je vais maintenant indiquer les médicaments principaux qui ont été mis en usage, et surtout ceux dont l'expérience a pu démontrer l'utilité.

J'ai déjà fait remarquer que, dans le cours de l'épidémie, beaucoup d'individus en avaient été plus ou moins péniblement impressionnés. Cette influence, quand elle s'est exprimée par un malaise général sans dérangement notable des fonctions, a constitué plutôt une indisposition qu'une maladie ; elle n'a exigé que des soins hygiéniques : être sobre, sévère dans le choix des aliments, prendre une infusion aromatique ou de l'eau de Seltz, éviter avec soin le froid, l'humidité et toute espèce de fatigue, tels sont les conseils qui ont été donnés ; ils ont suffi le plus ordinairement.

Dans la première période, l'affection cholérique semble localisée dans le ventre ; elle se traduit par des vomissements et de la diarrhée. Le repos au lit, des boissons adoucissantes et mucilagineuses, froides plutôt que chaudes, prises en petite quantité, des sinapismes promenés sur les membres, des bains tièdes et de courte durée, ont été les premiers moyens mis en usage ; mais il a fallu souvent recourir à d'autres agents plus actifs.

Au premier rang doit être placé l'opium. Le sirop diacode, l'extrait gommeux, plus fréquemment le laudanum de Sydenham, ont été administrés. Le laudanum a été donné en potion, quelquefois en lavement, mais toujours à dose assez élevée. Il a eu pour effet de diminuer l'abondance des évacuations, de calmer les douleurs abdominales et la violence des crampes. En général, l'opium et ses préparations ont rendu de grands services dans le traitement du choléra à son début, surtout quand il n'y avait pas de trouble des fonctions essentielles.

Parmi les autres médicaments qui ont été donnés avec plus ou moins de succès, je citerai le bi-carbonate de soude, le sous-nitrate de bismuth, le diascordium, l'extrait de ratania, le tannin, le cyanure de potassium, l'éther, etc.

La diarrhée a, cependant, quelquefois résisté à l'emploi de ces divers moyens. C'était principalement chez les individus d'une constitution molle, d'un tempérament lymphatique, qui offraient des symptômes d'embarras gastrique; les opiacés étaient inefficaces, ou, du moins, ne déterminaient que des effets momentanément salutaires. Alors, on a eu recours à la médication vomitive ou purgative, et l'usage de l'ipécacuanha ou du sulfate de soude était suivi des plus heureux résultats. Sous l'influence de ces agents thérapeutiques, la nature des liquides vomis était modifiée, ils devenaient jaunâtres ou verdâtres, bilieux; la diarrhée n'était plus blanchâtre, et bientôt elle cessait entièrement; puis une transpiration douce s'établissait et le malade entrait en convalescence.

Les émissions sanguines ont été rarement conseillées; elles ont paru impuissantes à arrêter le mal, elles ont semblé favoriser la production de l'algidité en affaiblissant l'organisme.

Dans la deuxième période du choléra, la maladie n'est plus concentrée dans l'intestin, elle devient générale; le système

nerveux présente des désordres graves, l'appareil circulatoire
est profondément troublé. Combattre les accidents de l'estomac et de l'intestin, ranimer l'action générale de l'innervation, en rendre la distribution plus régulière, réchauffer la
surface du corps, en un mot, rappeler les mouvements et la
vie du centre à la périphérie : telles sont les indications principales à remplir. A ce moment l'opium ne peut plus être
donné avec confiance, souvent même il est nuisible, en pro-
voquant des congestions cérébrales, en diminuant la vitalité,
en déprimant les forces. L'ipécacuanha, le sulfate de soude,
ont été plus utiles; ils impriment à l'économie une secousse
salutaire, et facilitent la réaction. On a encore employé, avec
des alternatives de succès et de revers, des astringents, tels
que l'acétate de plomb, le ratania, l'alun, le quinquina et le
sulfate de quinine, l'acétate d'ammoniaque, l'éther, des exci-
tants cutanés, des frictions sèches ou médicamenteuses.

Lorsque l'algidité se montre, la circulation et la calorification semblent suspendues, la vie est sur le point de s'étein-
dre, il faut alors agir avec énergie et promptitude. — La
première indication est de réchauffer les malades; on y par-
vient par des bains de vapeur, le massage des membres, des
excitations violentes portées sur tout le corps, et spécialement le long de la colonne vertébrale, par des liniments ammo-
niacaux, le marteau de Mayer, etc., etc. Mais il ne suffit pas
d'élever la température de la peau, il est encore nécessaire
de relever les forces. Dans ce but, on administre des stimulants, des toniques diffusibles, du café, du punch à la glace,
des potions cordiales dans la composition desquelles entrent
l'ammoniaque et ses combinaisons, le musc, le camphre,
l'éther, etc., etc.

Deux agents, nouvellement introduits dans la thérapeutique du choléra, ont été expérimentés; les résultats n'ont

pas été conformes aux espérances que permettaient de conce-
voir certaines publications. Je veux parler du sulfate de
strychnine et du valérianate de zinc.

Le sulfate de strychnine a été conseillé, d'après la formule
indiquée, dans plusieurs cas, soit au début de la maladie,
soit à sa période ultime. Il a toujours été d'une innocuité
absolue, il n'a déterminé aucun accident grave, aucun phé-
nomène toxique. Mais son emploi n'a jamais été suivi d'un
effet avantageux.

Quant au valérianate de zinc, dont les propriétés anti-cho-
lériques avaient été si pompeusement annoncées, il est resté
complètement inefficace. — Pour faire apprécier la valeur
réelle de ce médicament, je préfère citer textuellement le
rapport que j'ai lu à la Société de médecine de Bordeaux.

« *Rapport fait à la Société de médecine de Bordeaux, en*
« *Novembre* 1854, *par M. Henri Gintrac, sur l'emploi du*
« *valérianate de zinc dans le choléra.*

« Vous avez reçu, par l'intermédiaire de M. le Procureur
« Impérial de Pamiers et de M. le Procureur-Général de Bor-
« deaux, une brochure de M. le Docteur Ourgaud intitulée :
« *L'anti-cholérique, instruction pratique sur l'emploi du valé-*
« *rianate de zinc dans le choléra.*

« M. Ourgaud habite Pamiers, petite ville du département
« de l'Ariége, qui a été dernièrement le théâtre d'une épidé-
« mie de choléra. Après avoir employé un certain nombre de
« médicaments, M. Ourgaud a eu recours au valérianate de
« zinc, et paraît en avoir obtenu des succès inespérés. « Aussi,
« se dit-il invité de toute part à populariser la découverte de
« cet anti-cholérique, en le mettant, par des explications moins
« scientifiques, à la portée des gens du monde. »

« Bien que cet opuscule s'éloigne par son titre des formes
« académiques ordinaires, vous avez cependant voulu le pren-
« dre en sérieuse considération, et vous avez chargé MM. Cos-
« tes, Dupont et Henri Gintrac de l'examiner avec tout l'in-
« térêt que mérite une telle question. Sans donc nous préoc-
« cuper de la forme, tâchons d'apprécier la substance de ce
« travail.

« M. Ourgaud indique d'abord le mode d'administration du
« valérianate de zinc, qu'il a donné à la dose de 30 centi-
« grammes en 15 pilules ou en potion, puis il décrit succinc-
« tement trois périodes du choléra, et se contente d'énumérer
« les noms des malades qu'il a traités et toujours sauvés ; car
« les guérisons ne manquent pour aucune des trois périodes,
« elles s'obtiennent même avec une grande facilité. En effet,
« dans le premier degré de la maladie, dès la deuxième ou
« troisième pilule, la diarrhée, les vomissements, les crampes
« cessent et la réaction s'opère. Dans le deuxième, huit ou
« dix pilules suffisent pour réchauffer la langue, relever le
« pouls, provoquer des sueurs. Dans le troisième degré, les
« résultats sont plus brillants encore : « C'est à la guérison de
« ces cas graves et difficiles, dit M. Ourgaud, que j'ai tout
« d'abord appliqué le valérianate, et ç'a été avec succès. Il a
« suffi souvent de quelques simples doses pour renverser cet
« appareil de symptômes formidables. » Et il termine par ces
« mots : « Si je ne m'abuse, le moment n'est pas loin où l'on
« reconnaîtra que la valériane est au choléra-morbus ce que
« le quinquina est aux fièvres intermittentes. »

« En présence de résultats qui tiennent du merveilleux,
« votre Commission regrette que les exemples de guérisons
« n'aient pas été mentionnés avec toute l'exactitude, avec
« tous les détails qu'on est en droit de réclamer. Pourquoi
« n'avoir pas fait une statistique qui aurait mis en parallèle

« les succès et les revers, ces derniers ayant probablement
« existé? De telles lacunes en matière scientifique sont im-
« pardonnables. Quant on veut faire passer chez les autres
« une conviction dont on est pénétré, il ne suffit pas d'énon-
« cer de simples assertions, il faut les appuyer de documents
« sérieux et authentiques, et prouver qu'on a évité toute cause
« d'erreur ou qu'on a su se mettre à l'abri de toute illusion.

« Quoi qu'il en soit, le valérianate de zinc a été expérimenté
« par votre Commission chez quatorze malades de l'hôpital
« Saint-André. Chez neuf d'entre eux, dont les symptômes
« cholériques étaient portés à un haut degré, le valérianate
« donné, d'après la formule indiquée, n'a produit aucun effet
« sensible, n'a déterminé aucune apparence de réaction, n'a
« nullement enrayé la marche fatale de la maladie; chez cinq
« autres, dont les symptômes consistaient en un refroidisse-
« ment général, avec crampes, vomissements et diarrhée, en
« un mot se rattachaient à la première période, il n'est sur-
« venu aucun amendement; l'affection s'est développée sans
« entrave, et l'issue eût été certainement fatale si on ne se fût
« immédiatement adressé à une médication plus active.

« Un médicament qui, dans quatorze cas de choléra, échoue
« quatorze fois, peut-il être proclamé comme anti-cholérique?
« Donc, votre Commission a le droit de dire que le valéria-
« nate de zinc, dans le traitement du choléra, doit être placé
« à côté de ces remèdes dont la presse et les académies sont
« aujourd'hui encombrées, remèdes dits spécifiques par leurs
« auteurs, qui, entre leurs mains, font de véritables miracles,
« mais qui, entre les mains des autres, ne leur procurent que
« de pénibles et affligeantes déceptions. »

Quand la réaction a été modérée, quand elle s'est tenue
dans de justes limites, et que les symptômes cholériques ont

graduellement diminué d'intensité, le praticien est resté spectateur attentif; mais la marche de la maladie n'a pas toujours été aussi heureuse, La réaction a été tantôt faible, lente, tantôt exagérée, irrégulière; l'art a été obligé d'intervenir. Dans le premier cas, c'était la période algide prolongée qu'il fallait combattre; dans le second, c'étaient des congestions qui se manifestaient en divers organes, et qui rendaient nécessaires des émissions sanguines; enfin, quand la fièvre typhoïde a succédé au choléra, les toniques, et le quinquina en particulier, ont formé la base du traitement.

La convalescence dans le choléra n'a pas été une époque de médiocre importance; la lenteur, les difficultés qu'elle a présentées étaient dues à la perturbation profonde qu'avait ressentie le système nerveux, au trouble violent qu'avait subi l'hématose, enfin à l'altération spéciale des fonctions digestives. Les soins du médecin ne cessaient pas, car à cette époque, le plus léger écart de régime, la plus petite fatigue physique, en un mot une simple infraction aux règles de l'hygiène, suffisait pour décider une rechûte.

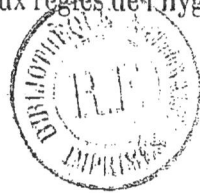

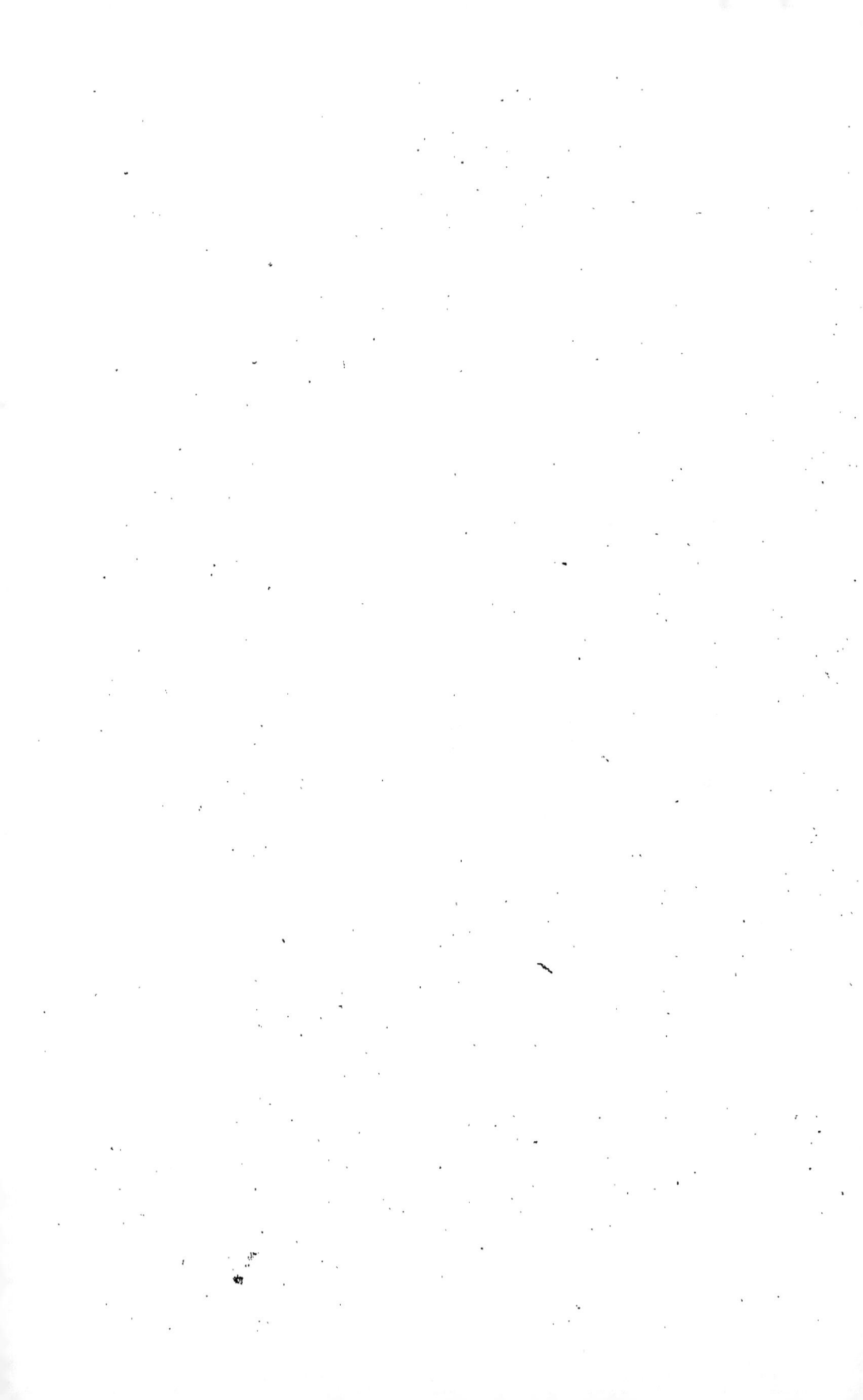

www.ingramcontent.com/pod-product-compliance
Lightning Source LLC
Chambersburg PA
CBHW070825210326
41520CB00011B/2115